La sécurité mentale au travail

El Hadj Ibrahima Sory DIAKITÉ

La sécurité mentale au travail

Préface de Dr Apollinaire LAMAH

L'Harmattan
Guinée

L'Harmattan 2025
5-7, rue de l'École-Polytechnique, 75005 Paris
http://www.editions-harmattan.fr
ISBN : 978-2-336-48018-3
EAN : 9782336480183

À mon cher père, Mamadou DIAKITÉ,

Depuis toujours, tu as su être un pilier inébranlable pour toute la grande famille Diakité de Labé.

Lors d'une de nos récentes conversations, tu m'as partagé une technique de gestion du stress que je n'avais jamais soupçonnée, malgré toutes mes années de recherche dans ce domaine.

Ta méthode consiste à renverser des grains de riz, puis à les ramasser un par un.

Quelle belle manière de distraire l'esprit et de laisser le temps faire son œuvre face aux événements !

REMERCIEMENT

Merci à Dieu de m'avoir permis d'achever ce livre, commencé en 2019 ;

À ma mère pour tout le sacrifice consenti dans notre éducation ;

À toutes ces personnes qui constituent une force pour moi, un pilier et un tremplin ;

- ✓ Ma femme Aminata Tounkara, pour toute ta patience et ton courage de me soutenir chaque jour ;
- ✓ Mamadou Kaly Barry mon jumeau, pour toute ta loyauté et ton amitié sincère ;
- ✓ Mes adorables enfants : Bintou Diakité, Ibrahima Diakité, Aladji Mamadou Diakité, Ibrahima Sory Bah vous êtes devenus mon ancrage ;
- ✓ A tous mes frères et sœurs pour le respect et la considération à mon égard ;

À mes collaborateurs de Sphère Guinée Consulting : Mme Diallo Raguiatou, Alpha Ousmane, Hasmiou, Daouda Yansané, Mamadouba Camara, Youla, etc. je ne saurai vous remercier pour la qualité de la collaboration.

À l'ensemble de mes étudiants et stagiaires depuis 2019, merci pour la confiance que vous continuez de m'accorder.

À toutes ces personnes qui ont contribué à la réalisation de cette œuvre : M. Amadou Oury Diakité, Dr Apollinaire Lamah, M. Mohamed Yiremba Sidibé, Pr Bangaly Traoré, Jack Kamano, Mohamed Diallo, Dr Mamadou Cellou Baldé, Dr Fatoumata Traoré, Dr Yansané, Dr Diaka Sidibé,

Pr Thierno Mamoudou Tounkara, M. Abdrahim Baldé, Sadjo Tounkara, merci.

À vous qui tenez ce livre, je vous remercie du temps que vous consacrerez à sa lecture.

Sommaire

Préface

Le travail est une source essentielle de satisfaction et de bien-être pour la plupart des êtres humains. Mais il peut aussi être un facteur de stress, d'angoisse et de souffrance, qui affecte non seulement la santé mentale des individus, mais aussi la performance des organisations et la qualité de la vie sociale.

Qu'est-ce que le stress ? Comment promouvoir la sécurité mentale des salariés et des managers ? Comment gérer de manière efficace le stress ?

Voici entre autres quelques questions auxquelles ce livre tente de répondre. Il fait un état des lieux des connaissances et des pratiques sur ces questions cruciales et offre des repères pour comprendre, évaluer et agir sur la santé mentale au travail.

Il s'adresse à tous ceux qui sont concernés par la santé mentale au travail, qu'ils soient dirigeants, managers, représentants du personnel, médecins du travail, psychologues, consultants, formateurs, particuliers, chercheurs ou simples salariés. Il vise à les sensibiliser, les informer et les outiller pour faire de la sécurité mentale au travail un enjeu majeur de notre société.

Dans un style original, l'auteur Dr Elhadj Ibrahima Sory Diakité nous sort de notre zone de confort en choisissant un titre qui peut paraitre inhabituel : la sécurité mentale au travail.

Il traite ce sujet avec beaucoup de pédagogie en commençant presque chaque chapitre du livre par une citation forte. Le stress y est passé sous toutes ses coutures avec des solutions efficaces proposées pour un bien-être et un équilibre au travail.

Dr Apollinaire LAMAH

Médecin, gestionnaire de Projet

INTRODUCTION

''Il ne sert à rien de travailler, si vous dépenserez tous vos gains pour reconstruire votre santé''

Au travail, tout se joue, tout s'obtient et tout peut se perdre.

L'histoire regorge tellement de personnes qui ont tout donné, temps, énergie, mental, santé, pour travailler et obtenir une vie décente, une vie conforme aux normes de jugement de la société, pour ensuite en sortir avec d'énormes séquelles, parfois incurables, tels que des maladies et des soucis.

« Docteur, j'ai détruit ma santé mentale. Je m'arrête, je n'en peux plus… Je suis faible et abattue. Je pensais que j'étais en train de travailler, mais je me rends compte que je suis en train de me suicider à petit feu » m'a dit un jour une patiente que je suivais pour un Burn out.

Les risques psychosociaux ont élu domicile au travail et font payer d'énormes pertes aux entreprises. Les entreprises dépensent environ 617 milliards[1] d'euros pour réparer les effets négatifs du stress dont : la baisse de productivité, le remplacement des salariés, les retards de livraison, les frais de maladies, etc.

Le stress au travail, considéré comme cause et conséquence d'une mauvaise santé mentale mérite toute notre attention. Non pris en compte, le stress est responsable d'une mauvaise qualité de vie. Le stress n'affecte pas que les entreprises. Au niveau individuel, l'impact est énorme sur notre santé mentale : dépression, anxiété, insomnie, burn-out, délire et suicide. Les

[1] OIT : Stress au travail : un défi collectif

conséquences du stress se répercutent également dans notre entourage : famille, amis et collaborateurs.

Pendant que près d'un milliard de personnes sur la planète souffrent de problèmes mentaux. En Afrique, ce phénomène semble encore méconnu et négligé, car souvent renvoyé au surnaturel. Les troubles mentaux sont généralement assimilés à des problèmes psychiatriques. Même les professionnels de la santé (infirmiers, médecins, sages-femmes, etc.) ont tendance à ne se concentrer que sur la santé physique en occultant l'aspect mental. Souvent stigmatisées et discriminées, les personnes présentant des problèmes de santé mentale préfèrent le silence conduisant parfois au suicide (77 % des suicides surviennent dans des pays à revenu faible ou intermédiaire)[2].

Par contre, une bonne santé mentale permet aux individus de se réaliser, de produire et d'apporter une contribution à la communauté. *Aider les hommes et les femmes à se réaliser, à surmonter les difficultés de la vie, c'est aider les peuples à amorcer leur développement.* La sécurité mentale du travailleur est donc obligatoire pour réussir le pari du développement durable.

Améliorer la sécurité mentale du travailleur renvoie donc à s'occuper des facteurs majeurs responsables tel le stress. L'essence même de ce livre est de cerner le stress et d'éclairer le chemin qui mène vers la liberté intérieure, le bien-être, la productivité des entreprises et la santé au sens général incluant l'aspect mental.

Combien sommes-nous aujourd'hui à souffrir d'insomnie, de manque d'appétit, d'indifférence, de trouble de la libido, de nervosité et même de maladie chronique, sans savoir que ces symptômes peuvent avoir directement un lien avec le stress vécu au travail[3] ? Certains pour fuir

---

[2] OMS : www.who.int/fr/news-room/fact-sheets/detail/suicide

[3] D'après le rapport de l'OIT sur le stress au travail, 20 à 25 % des travailleurs sont concernés.

s'adonnent à la drogue ou à l'alcool, qui malheureusement altèrent encore leur qualité de vie. Pourtant, il existe des solutions face à tout cela.

La prise en compte des risques psychosociaux dont le stress au travail dans les plans d'action de gestion de la santé et sécurité au travail doit être l'une des priorités des managers en santé et sécurité au travail et des chefs d'entreprises. Il faut donc s'attaquer au stress en urgence.

De nombreuses solutions efficaces existent pour sauver les travailleurs et toute autre personne souhaitant améliorer sa santé mentale et mieux réagir au stress de la vie. Ces solutions agissent directement sur les facteurs du stress (environnements individuel et professionnel). Applicables à l'échelle individuelle, ces outils peuvent être intégrés au management de l'entreprise pour favoriser la réussite du management global de la santé et sécurité au travail et augmenter la productivité.

Ce livre aborde dans sa première partie les idées reçues sur le stress, ses facteurs et ses conséquences. La deuxième partie se concentre sur la gestion du stress. De façon explicite, le lecteur trouvera les meilleurs moyens pour venir à bout de ce fléau. Ce livre s'adresse aux travailleurs de tout âge qui y trouveront des réponses à plusieurs questions relatives à la gestion du stress au travail.

PREMIÈRE PARTIE

CHAPITRE I

LE STRESS, QU'EST-CE QUE C'EST ?

Stress, générateur de maladies
Crespy

Ce matin, je me suis réveillé avec des problèmes et cela me stresse. Non ce jeune est trop stressé, je n'aime pas sa compagnie. J'aime travailler, mais parfois je suis stressé par les attitudes du patron.

Il existe beaucoup d'autres phrases identiques, renfermant le terme STRESS. Largement utilisé dans le langage courant, nous l'employons à tort pour désigner toutes sortes d'évènements (qui se passent autour de nous) ou de réactions (que nous développons).

Avant de se lancer dans ce beau parcours vers une vie paisible, il me semble important de commencer par le premier escalier, celui de définir ou plutôt de décrire le stress.

Terme controversé le stress a plusieurs significations en société. Qu'il s'agisse de la famille, du jeu ou du travail, il peut signifier : tension, perturbation physique, excès de travail, pression ou défi à relever. Selon le Larousse, le stress signifie un état réactionnel de l'organisme soumis à une agression brusque.

Pour mieux comprendre ce terme, il est nécessaire de comprendre son origine et son utilisation.

L'objectif de ce chapitre n'est pas d'apporter un démenti à l'humanité, mais plutôt de faire un état des lieux et d'éclaircir ce concept de **''stress''.**

1- Sémantique du mot stress :

Allons à la source pour découvrir.

Étymologiquement, le stress vient du latin **Stringere**[4] qui signifie lui-même **serrer ou étreindre.**

En français, on parlait d'**Estress** qui signifie étroitesse et qui vient du mot détresse.

Les Anglais employaient le terme **distress** pour désigner une pression, une difficulté ou un malheur.

Ce terme stress a beaucoup évolué pour donner son nom que nous connaissons aujourd'hui. D'ailleurs sa définition reste aussi mythique que son origine. Il a été difficile pour ce terme d'avoir une définition consensuelle.

2- **Utilisation scientifique :**

La science accorde à Hans Selye la paternité de l'utilisation du terme stress en biologie, lorsqu'il étudiait pour la première fois le syndrome d'adaptation. Pour Hans Selye[5], « **le stress est en biologie, l'ensemble des réponses non spécifiques d'un organisme soumis à des pressions ou contraintes de la part de son environnement ».** *Réponse non spécifique parce que nous réagissons de la même manière d'après Hans Selye.*

Depuis lors, plusieurs scientifiques s'intéresseront au stress tout en donnant diverses interprétations au mot.

En 1984, Crespy a qualifié le stress comme étant un « **générateur** » de maladies.

Lazzarus viendra après dans son célèbre ouvrage (stress, appraisal and coping), co-publié avec Folkman, définir le

---

[4] Mot latin signifiant étreindre, resserrer, pincer. www.dicolatin.com

[5] Selye, H. (1956). *The stress of life.* McGraw-Hill.

stress comme une « **Transaction particulière entre la personne et l'environnement dans laquelle la situation est évaluée par l'individu comme taxant ou excédant ses ressources et menaçant son bien-être** ».

Selon l'OIT, il s'agit de « la réponse physique et émotionnelle nocive causée par un déséquilibre entre les exigences perçues et les capacités et ressources perçues des individus pour faire face à ces exigences ».

Tout récemment en 2014, l'Agence Européenne pour la sécurité et la santé au travail, a indiqué qu'un état de stress survient lorsqu'il y'a un déséquilibre entre la perception qu'une personne a des contraintes que lui impose son environnement et la perception qu'elle a de ses propres ressources pour y faire face[6].

L'institut Américain du stress lui, affirme déjà l'existence d'une pluralité de définition du stress. Cette pluralité de définitions démontre l'intérêt que porte le phénomène de stress.

Aujourd'hui le monde scientifique est d'avis que le stress ne désigne pas l'évènement en question, mais plutôt la réaction de l'individu en train de vivre cet évènement.

3- Les idées reçues sur le stress :

***Bon stress et mauvais stress ?**

Bien que certaines personnes associent la motivation et le surpassement de soi pendant une courte période au stress, aujourd'hui les scientifiques ne s'accordent plus sur l'existence du bon ou du mauvais stress. En effet, anciennement on pensait à tort qu'il existait un bon stress et un autre mauvais stress. En réalité, il n'y a pas de bon stress ou de mauvais stress, le stress est une réaction non spécifique de l'organisme face à une agression. Notre organisme ne connait ni de bon stress ni de mauvais stress,

---

[6] Agence européenne pour la sécurité et la santé au travail ; Calculating the cost of work-related stress and psychosocial risks ; 2014

il ne connait que le stress. De la même manière, l'organisme réagit à tous les évènements (agression). STRESS = STRESS.

On s'accorde plus à parler de stress aigu et de stress chronique selon la durée. Lorsque l'évènement stressant ne s'allonge pas dans la durée, l'organisme remonte la pente en fournissant une grande quantité d'énergie. Et lorsque le stress se prolonge dans la durée, l'organisme perd son contrôle sur les hormones… apparaissent ensuite les effets délétères du stress (dépression, diabète, baisse de productivité, turn-over, présentéisme, etc.).

***Le stress est-il bon pour la santé ?**

Le stress est vécu par l'organisme comme une réaction banale ayant pour objectif de préparer l'organisme à la réaction de combat ou de fuite. L'évènement déclenchant le stress stimule l'organisme à sécréter des hormones telles que le cortisol (hormone principale). Dans la durée ces sécrétions excessives d'hormones entrainent des perturbations au niveau de l'organisme : les désordres métaboliques à l'origine du diabète, les anomalies de la circulation sanguine entrainant des problèmes cardiaques et la baisse de l'immunité favorisant les infections.

***Peut-on vivre sans stress ?**

Au départ le stress avait pour but d'aider l'être humain à survivre contre les intempéries de la nature (fortes pluies, agressions des animaux, catastrophes naturelles). L'homme a toujours vécu dans un environnement en perpétuel changement, l'obligeant à s'adapter à tout moment et à toute situation. Cette adaptation de l'organisme qui s'effectue au niveau biologique, physiologique et comportemental a été appelée STRESS par Hans Selye.

La réaction au stress prépare l'organisme à la réaction de combat ou de fuite. Exemple : À la sortie du centre commercial, Mouctar a failli être percuté par une voiture qui roulait à vive allure. De justesse, il a aperçu la voiture et a sauté à temps. Son cœur bat très vite, sa respiration est rapide et ses yeux sont hagards. Cette réaction rapide est liée à la libération des hormones. (Nous verrons plus loin les hormones du stress.)

Si cette réaction d'alerte de l'organisme n'existait pas, l'être humain n'aurait pas survécu dans ce monde plein de prédateurs. La réaction au stress prépare l'organisme soit au combat, soit à la fuite donc à la survie. Cependant, d'autres situations telles que prendre la parole en public, remplir un formulaire ou encore un entretien d'embauche ne nécessitent plus cette réaction et l'organisme continue de réagir de la même manière.

***Le stress, c'est dans la tête :** une affirmation populaire chez certains managers ou salariés. La réaction au stress dépend de la variabilité individuelle, mais aussi de l'évènement en question. On parle souvent de déséquilibre entre la perception des contraintes environnementales et la perception de nos propres ressources. Bien que le processus d'évaluation de ces contraintes et de nos ressources soit d'ordre psychologique et individuel, cette suite d'opérations dépend de plusieurs facteurs, dont le vécu de la personne, et de son état d'esprit, mais aussi de l'environnement.

Chapitre II

Le stress dans son ensemble

1-Physiologie de l'organisme stressé

« Existe-t-il pour l'homme un bien plus précieux que la santé ? » **Socrate**

On entend par physiologie, l'étude du fonctionnement de l'organisme.

L'orage qui bouleverse l'équilibre du ciel :

Par nature, il est beau de lever la tête et de regarder le ciel parce qu'il est magnifique. Cette beauté est liée à l'équilibre des éléments, le vent, les nuages, les rayons du soleil, etc., que constitue le firmament.

Par des moments, les constituants du ciel bouleversent leur équilibre, comme s'ils se querellaient. Lorsqu'il veut pleuvoir, le ciel s'assombrit parce que les nuages masquent les rayons du soleil, un vent violent souffle et pousse les nuages. Pour exprimer ce déséquilibre ou pour tenter de retrouver l'équilibre, le ciel gronde (tonnerre) et des lumières vives et soudaines (les éclairs) se déchainent. Puis la pluie tombe, et tout redevient normal.

Dans la vie courante, au sein de notre organisme, le même phénomène se produit. Notre organisme est tel ce ciel qui au début, est un monde calme, un équilibre (homéostasie) y règne ; lorsque cet équilibre est menacé, nous tenterons de faire tomber la pluie (hormone) pour nettoyer notre ciel intérieur et retrouver l'équilibre. L'ensemble de ces réactions (perceptions, évaluation, neuromédiateur, hormones, manifestations physiques et psychiques) prend le nom de stress.

***Perception et réaction :**

Ce qui trouble les hommes, ce ne sont pas les choses, mais les jugements qu'ils portent sur ces choses. **Épictète**

En 2017, quand j'ai réellement commencé à m'intéresser à l'étude du stress, j'ai remarqué dans mon université que la manière dont les redoublants réagissaient face aux évaluations était différente de celle des nouveaux étudiants. J'ai donc cherché à savoir pourquoi nous n'avons pas les mêmes réactions. De ce postulat, j'ai compris que ce n'était pas que les étudiants qui avaient ces différences de réaction. Nos professeurs aussi n'avaient pas les mêmes réactions face aux comportements de certains étudiants. Les jeunes nouvellement intégrés à l'enseignement étaient facilement irritables.

J'ai extrapolé la même observation dans certaines activités notamment dans le secteur hospitalier et dans la circulation. Voici ce qui en ressort :

- certains médecins compatissent mieux que d'autres ;
- les malades n'ont pas la même sérénité face à l'annonce du diagnostic ;
- dans la circulation face à un embouteillage, certains frappent le volant et se mettent à gronder. D'autres, par contre, restent sereins et écoutent de la musique.

En conclusion, nous réagissons différemment devant des situations identiques. Nous sommes différents par nos réactions. **Pourquoi cette différence ?**

Le cerveau humain est une machine dotée de mémorisation et de souvenirs. Nous emmagasinons le maximum d'informations depuis notre naissance et nous les restituons au moment opportun.

Lorsque nous sommes dans une situation, nous percevons l'information à travers nos organes de sens (yeux, oreilles, peau, nez, langue) et cette information est transformée en signal nerveux et transmise au cerveau. Dans le cerveau, le signal nerveux est reçu au niveau du système limbique (qui représente la partie émotionnelle du cerveau), contenant les organes de la mémorisation et des souvenirs, qui vont analyser et interpréter la situation vécue et la comparer à un stock de souvenirs. Deux cas peuvent ressortir de cette évaluation :

i. La situation évaluée a été vécue par le cerveau ou il a trouvé un évènement similaire : dans ce cas-ci, la situation n'est pas nouvelle donc l'organisme sait déjà comment réagir et il ne se mettra pas à paniquer.

ii. La situation perçue est nouvelle pour l'organisme : dans cette situation, l'organisme ne sait pas comment réagir il cherchera à s'adapter selon les capacités de la personne vivant la situation.

En examinant ces deux phénomènes cérébraux, nous comprenons pourquoi nos réactions divergent : tout est lié à notre perception et à notre évaluation de la situation. Chaque individu s'adapte selon la nouveauté ou l'ancienneté de la situation et ses moyens d'adaptation.

En revenant dans le cas du stress, l'organisme passera par ce phénomène de perception et évaluation pour déterminer la réaction la mieux adaptée. S'il s'agit d'une situation excédant nos ressources, nous passerons par un état de stress avec ses trois phases décrites par Hans Selye : alarme, résistance et épuisement.

Jouant un grand rôle dans la gestion des émotions et de l'affectivité, le système limbique représente une zone du cerveau composée de plusieurs autres parties du cerveau étroitement connectées dont : **l'hippocampe, l'amygdale, l'hypothalamus.**

Notre système limbique intervient à chaque fois que nous sollicitons nos comportements.

2-Hans Selye et le syndrome général d'adaptation : L'individu stressé passe par trois phases : **l'alarme, la résistance, et l'épuisement.**

i. ***Phase d'alarme :*** le déclenchement de l'alarme engendre une cascade de réactions de l'organisme. Ces réactions sont modulées par les hormones. Durant cette phase, l'organisme sécrète en majorité deux types d'hormones de la famille des catécholamines : l'adrénaline et la noradrénaline. L'action de ces deux hormones va stimuler les cinq organes de sens et entrainer des manifestations comme l'augmentation de la fréquence cardiaque, l'accélération du rythme respiratoire, l'augmentation de la température corporelle et du niveau de vigilance. À cette phase, les muscles et les vaisseaux se dilatent, une grande quantité de sang pénètre les muscles et apporte de l'oxygène. Les catécholamines entrainent également un état d'anxiété pouvant aller jusqu'à l'angoisse faisant appel au système limbique surtout si la personne ne peut agir. Cette première phase a pour but de préparer l'organisme à la réaction de combat ou de fuite, elle demande beaucoup d'énergie à l'organisme. Cette phase est instantanée et brève : elle prépare l'organisme à la survie.

ii. **La phase de résistance :** lorsque la situation stressante persiste, l'organisme passe à une nouvelle phase appelée la résistance. Cette phase fait intervenir une autre hormone "le cortisol" libérée par la glande surrénale. Le cortisol a pour rôle de maintenir l'équilibre interne de l'organisation. Il assure aussi le maintien de l'activité musculaire et intellectuelle. Ce cortisol stimule la fabrication du glucose par le foie, freine la digestion et la croissance des os. Il a pour rôle aussi d'activer le système inhibiteur de l'action. La phase de résistance permet de préparer l'organisme à la dépense énergétique. Le foie va fabriquer beaucoup de glucose (énergie) par la néoglucogenèse afin de combler la dépense énergétique accrue. Des cellules musculaires vont utiliser le sucre. Le cortisol assure aussi le rétrocontrôle négatif (bloque la stimulation de l'activation du cortisol pour éviter que la machine s'emballe avec une libération en excès).

iii. **La phase d'épuisement :** Elle survient lorsque le stress s'intensifie ou se poursuit dans la durée. Les capacités de régulation de l'organisme sont dépassées. L'organisme n'arrive plus à contrôler l'axe corticotrope, le rétrocontrôle négatif ne s'active plus, et la machine s'emballe en libérant des grandes quantités de cortisol dans le sang ayant des conséquences énormes sur notre santé.

Encadré : Les hormones du stress

Les hormones jouent le rôle de véritable messager, ce sont des molécules chimiques libérées à petites doses dans le sang. Ces molécules transportent des messages d'un point A à un point B. Les hormones modifient le fonctionnement d'un organe soit en activant sa fonction ou en l'inhibant.

Par exemple lorsqu'on a faim, une molécule, la GHRELINE est libérée pour lancer un message au cerveau afin de pousser notre organisme à réclamer la nourriture. Lorsque l'estomac est rempli, une autre hormone "la leptine" est libérée pour indiquer la satiété.

Lors de la réponse au stress, plusieurs hormones sont aussi libérées dont les principales sont : la Noradrénaline, l'adrénaline et le cortisol.

***La Noradrénaline,** précurseur de l'adrénaline, est sécrétée par la glande surrénale en cas de stress. Sa présence déclenche la libération de l'adrénaline.*

***L'adrénaline ou épinéphrine :** appartenant au groupe des catécholamines. Il est sécrété par la partie appelée médullaire de la glande surrénale.*

La sécrétion de l'adrénaline entraine une boucle de réactions rapides : accélération du rythme du cœur, augmentation de la fréquence respiratoire, dilatation des pupilles, élévation de la tension artérielle, ralentissement de la digestion. La libération de l'adrénaline permet de mieux oxygéner les cellules. L'adrénaline est sécrétée pendant la première phase du stress sur ordre de l'hypothalamus (cerveau).

Le cortisol : *considéré comme la principale hormone du stress, le cortisol à l'état normal joue de grandes fonctions dans l'organisme, dont la régulation du rythme veille-sommeil. Le cortisol est un glucocorticoïde sécrété par la glande surrénale dans sa partie corticale. Le cortisol joue le rôle de régulateur du glucose dans le corps. Lors de la réaction au stress, le cortisol permet à l'organisme de mobiliser de l'énergie pour compenser les dépenses énergétiques. Il entraine également une inhibition des réactions immunitaires (lors du stress chronique).*

3-**Signes et symptômes du stress** : le stress se manifeste différemment chez les individus, les signes et symptômes plus rapportés sont :

Physiques	**Émotionnels**	**Comportementaux**	**Cognitifs**
— Maux de tête fréquents — Maux de dos — Vertiges — Transpiration et froideur des mains et pieds — Rougissement fréquent — Rhumes fréquents — Infections, plaies et éruptions cutanées, — Démangeaisons, — Douleur thoracique, — Palpitations, pouls rapide — Étourdissements, — Constipation, diarrhée, perte de contrôle — Évanouissements, — Bourdonnements — Grincement des dents — Tremblement de lèvres	— Humeur changeante — Colère — Agitation — Irritation — Indécision — Baisse de la libido, — Anxiété, — Mélancolie — Dépression — Faible estime de soi — Impatience — Tristesse — Agressivité inexpliquée	— Manger beaucoup ou manger moins — Addiction à des produits de consommation tels que le tabac, la caféine, le sucre, l'alcool ou les drogues — Absentéisme — S'isoler des autres — Peu d'intérêt pour l'apparence, la ponctualité — Augmentation du nombre d'accidents mineurs — Agitation, tapotement des pieds, se ronger les ongles — Irritabilité — Réaction excessive aux petits ennuis — Réduction de l'efficacité ou de la productivité au travail	— Difficulté de mémorisation — Faible concentration — Pensées anxieuses — Inquiétudes constantes — difficultés à prendre une décision — Augmentations des erreurs

— Brûlures d'estomac, — Difficulté à respirer, — Crises d'allergie inexpliquées ou fréquentes		— Des mensonges ou des excuses pour dissimuler un mauvais travail — Discours rapide ou marmonné — Problèmes de communication, de partage	

Ces symptômes suscités ne sont pas spécifiques au stress seulement, car plusieurs autres maladies ont des manifestations similaires. Comprendre sa personne, évaluer son niveau de stress est l'une des étapes fondamentales à connaitre pour lutter contre le stress. Nous aborderons l'évaluation du stress dans le chapitre suivant.

CHAPITRE III

ÉVALUATION DU NIVEAU DE STRESS

« Le vrai génie réside dans l'aptitude à évaluer l'incertain, le hasardeux, les informations conflictuelles. »
Winston Churchill

« Personne n'a jamais évalué le nombre de triomphes imaginaires que les gens célèbrent silencieusement chaque année, pour se réconforter. »
Athénée de Naucratis

Maintenant que vous avez une idée de ce qu'est le stress et surtout de comment il se manifeste, la question qui arrive, c'est de savoir jusqu'où vous êtes stressés. Votre stratégie de gestion du stress doit être proportionnelle à votre niveau de stress. J'ai vu beaucoup de personnes stressées adopter des stratégies de gestion du stress en vain parce qu'elles ne connaissaient pas leur coefficient du stress et elles n'avaient aucune connaissance de soi. Je ne veux pas que vous tombiez dans ce piège.

La première fois quand j'ai parlé d'évaluation du stress à un client, les yeux hagards, il m'a dit : « Moi je veux juste une ou deux techniques pour gérer mon stress. » Après avoir complété le questionnaire d'évaluation, il était étonné de savoir à quel point il s'était laissé emporter par les évènements de sa vie.

Cohen, Mermelstein, Lazzarus, Lasek, Folkman et autres ont posé les bases de l'évaluation de plusieurs aspects du stress commençant par le niveau de stress, les symptômes, les causes et même les prévisions du futur. Intéressant non !

Je partagerai avec vous les outils les plus authentiques, mais surtout ceux que j'utilise le plus souvent avec mes clients. L'objectif est de vous rendre totalement autonome de telle sorte que vous soyez capable de vous autoévaluer.

Au-delà de l'évaluation, vous allez également découvrir vos facteurs de stress.

— Outil 1 : Évaluation du stress perçu [7]

Élaborée par le psychologue SHELDON COHEN et ses collègues en 1983, l'échelle d'évaluation du stress perçu (en Anglais PSS : Perceived Stress Scale) est un outil très utilisé dans l'évaluation du stress. Le PSS évalue dans quelle mesure la personne a vécu des situations menaçantes, inquiétantes ou encore insupportables. Il permet d'explorer plusieurs contours de la vie d'une personne au cours d'un mois, allant de la perception des ressources internes aux contraintes externes. Avec des questions orientées sur plusieurs aspects, vous aurez votre coefficient du stress.

Consigne : répondre par

Jamais = 1 point

Presque jamais = 2 points

Parfois = 3 points

Assez souvent = 4 points

Souvent = 5 points

[7] Nielsen MG, Ørnbøl E, Vestergaard M, Bech P, Larsen FB, Lasgaard M, et al. The construct validity of the Perceived Stress Scale. Journal of Psychosomatic Research 2016; 84:22–30.

Chacune de vos réponses correspond à un chiffre que vous logerez dans la colonne ''côte''. Après avoir répondu à l'ensemble des questions, additionner les côtes de chaque question. Le chiffre obtenu est votre score (coefficient du stress).

Interprétation :

- Votre score est inférieur à 21 : niveau de stress ressenti faible, bonne adaptation. Cela signifie que vous gérez bien les évènements de la vie courante. Les évènements vous paraissent toujours comme une opportunité à vivre et non une situation à subir. Continuez

N°	Questions	Réponses	Côtes
1	Avez-vous été dérangé(e) par un évènement inattendu ?		
2	Vous a-t-il semblé difficile de contrôler les choses importantes de votre vie ?		
3	Vous êtes-vous senti(e) nerveux (se) et stressé (e) ?		
4	Vous êtes-vous senti(e) confiant(e) dans vos capacités à prendre en main vos problèmes personnels ?		
5	Avez-vous senti que les choses allaient comme vous le vouliez ?		
6	Avez-vous pensé que vous ne pouviez pas assumer toutes les choses que vous devriez faire ?		
7	Avez-vous été capable de maitriser votre colère ?		
8	Avez-vous senti que vous dominiez la situation ?		

9	Vous êtes-vous senti(e) irrité(e) parce que les évènements s’échappaient à votre contrôle ?		
10	Avez-vous trouvé que les difficultés s’accumulaient à un tel point que vous ne pouviez les surmonter ?		

- sur cette lancée.

- Votre score est compris entre 21 et 26 : d'une manière générale vous faites face au stress, mais vous pouvez parfois être animé d'un sentiment d'impuissance entrainant des perturbations émotionnelles.

- Score supérieur à 26 : Zone rouge, vous avez l'impression de subir la plupart des situations. Vous percevez la vie comme une menace ou des situations à subir. Cet état peut vous être fatal si rien n'est fait, cependant il est possible de remonter la pente et d'adopter des stratégies de vie adaptées et saines.

— ***Outil 2 : Êtes-vous susceptibles de développer certaines maladies liées à l'évènement stressant ?***

Cet outil dénommé **échelle d'ajustement social de Holmes et Rahe** permet de répondre à cette question. Très utilisé dans la communauté des psychologues, HOLME et RAHE après avoir étudié plus de 5000 patients en sont les artisans.

Thomas HOLME et Richard RAHE, en 1970, aux États-Unis, ont étudié le niveau de stress qu'une personne peut subir en fonction des évènements propres à sa vie pour ensuite établir le lien entre les évènements stressants et leur probabilité à affecter la santé. Chaque évènement correspond à un nombre plus ou moins élevé de points en fonction du niveau de stress engendré.

Le questionnaire comprend 43 évènements stressants et se rapporte à l'année, mais aussi au nombre de fois que vous avez vécu l'évènement. Il faut multiplier le point correspondant à la question par le nombre de fois que vous avez vécu cet évènement au cours de l'année.

Je suis concerné par	Point correspondant	Nombre de fois	Points obtenus
Décès du conjoint	100		
Divorce	73		
Séparation des époux	65		
Séjour en prison	63		
Décès d'un proche parent	63		
Maladies ou blessures personnelles	53		
Mariage	50		
Perte d'emploi	47		
Réconciliation avec le conjoint	45		
Retraite	45		
Modification de l'état de santé d'un membre de la famille	44		
Grossesse	40		
Difficultés sexuelles	39		
Arrivée d'un nouveau membre dans la famille	39		
Changement dans la vie professionnelle	39		
Modification de la situation financière	38		

Mort d’un ami proche	37		
Changement de fonction professionnelle	36		
Modification du nombre de disputes avec le conjoint	35		
hypothèque supérieure à un an de salaire	31		
Saisie d’hypothèque ou de prêt	30		
Modification de ses responsabilités professionnelles	29		
Départ de l’un des enfants	29		
Problème avec les beaux parents	29		
Succès personnel éclatant	28		
Début ou fin d’emploi du conjoint	26		
Premières ou dernières années d’études	26		
Modification de ses conditions de vie	25		
Changement dans ses habitudes personnelles	24		
Difficultés avec son patron	23		
Modification des heures et des conditions de travail	20		
Changement de domicile	20		
Changement d’école	20		
Changement du type ou de la quantité de loisirs	19		
Modifications des activités religieuses	19		

Modifications des activités sociales	18		
hypothèque ou prêt inférieur à un an de salaire	17		
Modification des habitudes de sommeil	16		
Modification du nombre de réunions familiales	15		
Modification des habitudes alimentaires	15		
Voyages ou vacances	13		
Noël	12		
Infractions mineures à la loi	11		
		Total	

Interprétations :

— 150 à 199 : **Stress modéré**, vous avez 37 % de chance de voir apparaître un changement significatif de votre état de santé ;

— 200 à 299 : **Stress élevé**, vous avez 51 % de chance de voir apparaître un changement significatif de votre état de santé ;

— 300 et plus : **Stress très élevé**, vous avez 79 % de chance de voir apparaître un changement significatif de votre état de santé.

Après avoir complété le questionnaire, beaucoup sont effrayés de leur résultat. Cependant, ce questionnaire n'a pas pour objectif de vous effrayer, mais plutôt de vous avertir et vous sensibiliser afin de revoir votre façon de vivre les évènements tout au long de votre vie.

Les stresseurs ou encore sources de stress :

La prochaine étape de votre libération est d'apprendre maintenant à connaitre vos stresseurs. Il existe plusieurs causes du stress appelées aussi facteurs de stress. Pour faciliter la compréhension et leurs identifications, nous classerons les facteurs du stress.

*Selon la durée, nous avons :

— Les stresseurs aigus : nécessaires à la survie, ils surviennent brusquement, et sont de courte durée avec une adaptation rapide et brève. Ces stresseurs sont dits ponctuels et spécifiques. Généralement, nous avons peu ou pas de contrôle sur eux. Exemple : prendre la parole en public, se dépêcher pour un rendez-vous ou encore éviter de justesse un accident.

— Les stresseurs chroniques : se prolongent dans le temps. Ils se réfèrent au quotidien, à l'environnement régulier et au style de vie. Les stresseurs chroniques sont mauvais pour la santé et nous épuisent. Le stress chronique entraine le diabète, la dépression, les maladies cardiaques et même le cancer. Exemple : Chaque jour être exposé à la charge du travail ou à une contrainte de l'environnement de travail.

*Selon leurs sources, nous avons :

— Les facteurs environnementaux : embouteillages, tremblement de terre, pollution, bruit, mauvaise qualité de l'air, etc.

— Les facteurs individuels : image négative de soi, maladie, surendettement, etc.

— Les facteurs familiaux : divorces, relation tendue, maladie d'un proche, décès, etc.

— Les facteurs professionnels : surcharge de travail, manque de reconnaissance, contrainte de temps, management autoritaire, etc.

Il existe d'autres classifications du stress :

*Les stresseurs physiques et psychologiques : les stresseurs physiques sont liés à une tension physique (blessure) ou une contrainte sur notre corps et les stresseurs psychologiques sont des évènements interprétés comme négatifs ou dangereux (chercher en vain une clé perdue).

*Les stresseurs absolus et les stresseurs relatifs : les stresseurs absolus sont des stresseurs universels produisant le même effet chez tout le monde (tremblement de terre) tandis que l'action des stresseurs relatifs dépend de l'interprétation des personnes. Ces derniers sont subjectifs (faire une communication en public).

*Le 21e siècle et les micro-stresseurs : notre siècle regorge beaucoup de petits phénomènes souvent insignifiants, mais pouvant être une source de stress et peuvent avoir des conséquences énormes sur notre santé : ce sont les micro-stresseurs. Leur regroupement est encore plus dangereux pour la santé. Comme leur nom l'indique, micro= petit. Ce sont des petites frustrations ou encore embêtements provenant de nos échanges avec l'environnement et engendrant un état de stress. Exemple : les tâches ménagères, les petits tracas, les embouteillages.

CHAPITRE IV

LE STRESS ET NOS ORGANES

La santé est la vie dans le silence des organes.
Alix de Saint-André

— *Le stress peut-il entrainer des maladies ?*
— *Le stress nous rend — t-il fort ?*

Il me semble très pertinent de s'intéresser à la façon dont nos organes réagissent face à un état de stress. La réaction au stress passe spécifiquement par deux hormones : *l'adrénaline et le cortisol.* Chacun de nous éprouve du stress à des degrés variables liés à notre mode de vie. Une facture, le travail, l'annonce d'une maladie, ou encore un défi, sont des évènements pouvant faire naitre un stress. Lorsque le stress est aigu, c'est-à-dire minime, il permettra à votre corps de libérer des hormones et vous permettre de relever le défi, mais lorsqu'il se prolonge dans la durée ou que son intensité est élevée à tel point qu'il dépasse vos capacités d'adaptation, il entraine des conséquences énormes pour votre santé.

Tous nos organes sont sollicités et payeront un prix élevé.

i. **Le cerveau :** la réaction au stress est annoncée d'abord au cerveau, il sera chef d'orchestre, qui va analyser d'abord l'évènement perçu. Après cette analyse l'hypothalamus va ordonner la libération des hormones (cortisol et adrénaline et noradrénaline). Il est aussi responsable de l'arrêt de la réaction en freinant la sécrétion des hormones lorsque la situation stressante disparait. En cas de stress chronique, l'hypothalamus continuera à ordonner la sécrétion des hormones jusqu'à l'épuisement total de l'organisme. Il s'en suivra alors les conséquences sur tout le corps, y compris le cerveau entrainant la modification du comportement de la personne (retrait social, abus de drogue ou d'alcool, boulimie ou perte d'appétit et absence de sommeil)

ii. **Le cœur :** le cœur est une véritable pompe qui distribue le sang partout dans l'organisme. Pendant la réaction au stress, nous sollicitons le cœur pour acheminer l'oxygène au muscle à une vitesse supérieure à la normale. Il augmente donc son rythme et à force de contraction, les hormones du stress agissent aussi sur nos vaisseaux et entrainent une contraction de ces derniers afin de diriger l'oxygène vers les muscles. Ces deux phénomènes combinés auront pour conséquence d'augmenter la tension artérielle, de rendre les vaisseaux durs et à la longue, nous sommes susceptibles de faire une maladie cardiovasculaire (accident vasculaire cérébral, Crise cardiaque,)

iii. **Les poumons et la respiration :** la libération des hormones comme l'adrénaline, entrainera des modifications au niveau respiratoire. Pendant la première phase, nous respirons rapidement pour amener de l'oxygène aux muscles. Pour des personnes souffrant déjà de maladies respiratoires comme l'asthme ou un emphysème, cette réaction peut aggraver la maladie et rendre la respiration encore plus difficile.

iv. **L'estomac et le foie** : Parce que l'organisme a besoin de l'énergie, le foie va continuer la transformation du glucose. Lorsque le stress se prolonge dans la durée, les capacités d'adaptation de l'organisme seront dépassées. Le pancréas, responsable de faire pénétrer le sucre dans les muscles va s'épuiser et il s'en suivra un diabète. Au niveau de l'estomac, il y aura une augmentation de l'acidité gastrique qui est un milieu favorable pour l'Helicobacter pylori. En plus de la baisse de l'immunité, le risque de faire une gastrite ou un ulcère augmente.

v. **Le système immunitaire :** il représente les soldats de notre corps chargés de reconnaître et d'éliminer les intrus pénétrant dans l'organisme. Les hormones du stress telles que le cortisol jouent un grand rôle dans la modulation du système immunitaire. Lorsque le stress devient chronique, la sécrétion du cortisol devient incontrôlée et son taux dans le sang augmente. Le cortisol est un anti-inflammatoire et immunosuppresseur, il ralentira l'action de notre système immunitaire et notre armée sera anéantie. C'est ce qui explique la survenue des infections comme le rhume, la grippe. À la longue, il y aura aussi l'apparition des maladies auto-immunes (Crohn, rectocolite hémorragique, polyarthrite rhumatoïde) et les cancers.

vi. **Les muscles :** Par nature, les muscles sont faits pour se contracter et se relâcher. Lorsque vous êtes stressés, les muscles se relâchent rarement. Si le stress est chronique, les muscles deviennent tendus, entrainant des douleurs musculaires, mais aussi articulaires au niveau des épaules, des poignets ; des courbatures et parfois des maux de tête.

vii. **Sexualité et reproduction :** la personne constamment soumise au stress perd le désir sexuel. Le taux de testostérone va baisser pour entrainer une dysfonction érectile et ralentir la production des spermatozoïdes chez l'homme. Chez la femme le stress chronique affecte le cycle menstruel et entraine des règles douloureuses, ou augmente les signes physiques de la ménopause. L'appareil sexuel peut être aussi plus susceptible aux infections

CHAPITRE V

LE STRESS AU TRAVAIL, LE COMPRENDRE POUR MIEUX AGIR

La vie est trop courte pour travailler triste.
Jacques Séguéla

Il est facile de parler d'effort
ou de courage quand on a une bonne santé mentale.
Serge Desjardins

Le stress peut-il se retrouver au travail ?

Il est très difficile ou même impossible de parler du stress dans sa globalité et oublier le stress au travail, parce que nous vivons dans un siècle où le monde du travail est devenu plus stressant qu'aucun des autres siècles ne l'a été. Les entreprises font face à des défis de tous les jours. Dans un monde provisoire où tout est sujet à changement, les travailleurs se retrouvent au centre entre objectif d'accomplissement personnel et obligation professionnelle. La question qui se pose est comment rechercher le bonheur dans un environnement de travail hostile ? Cette partie permettra non seulement de comprendre les facteurs associés au stress au travail et aussi de voir les leviers sur lesquels les entreprises peuvent se baser pour s'organiser dans la quête du bien-être au travail.

Beaucoup de personnes consultées m'avaient suggéré de faire un second livre sur la thématique du stress au travail. J'ai failli accepter, mais à la dernière minute mon cœur m'a suggéré d'aller jusqu'au bout afin de ne pas couper votre appétit. Je ne cherche pas à être parfait, mais je veux vous fournir un document complet, un repère pour agir au niveau social et professionnel. Ma mission de vie est d'améliorer la santé et le bien-être de la communauté, je ne peux donc me limiter là.

A- **Origine du stress au travail** :

De façon générale, nous avons abordé le stress, ses causes et conséquences. Accordons-nous un petit temps pour redéfinir le stress au travail.

D'après l'agence européenne pour la Santé et la Sécurité au Travail, on parle de stress au travail quand chez une personne, se perçoit un déséquilibre entre ce qu'on lui demande de faire dans le cadre professionnel et les ressources dont elle dispose pour y répondre. De cette définition, il apparait clairement la notion de perception et ouvre un vaste rideau de contradictions, de suppositions, de préjugés. Avant d'abord de continuer, levons le rideau sur quelques idées reçues[8]. Par idées reçues, je veux parler de l'héritage que la société nous a laissé sur certains phénomènes alors que ce n'est pas vérifié et la majeure partie de ces idées s'avèrent fausses.

Idée reçue No 1 : *un peu de stress c'est motivant.* Il y a beaucoup de managers qui pensent encore qu'il faut que les salariés soient stressés pour se motiver, or il ne faut pas confondre motivation et stress. Nous avons déjà vu le mécanisme du stress et ses conséquences. Nous savons qu'il en existe deux types : le stress aigu et le stress chronique. Le stress aigu est ponctuel (exemple servir une

---

[8] Idées reçues sur le stress : www.inrs.fr

pile de clients). L'individu s'adapte rapidement et surmonte la situation qui est généralement de courte durée et dès que la situation prend fin tout revient dans l'ordre sans entrainer de conséquences sur le corps. Parfois certains évènements s'inscrivent dans la durée et entrainent un état de stress chronique. Par exemple, une surcharge de travail. L'individu développe alors des mécanismes pour surmonter la situation, mais s'épuise à la longue et ouvre la voie aux conséquences négatives du stress par le dérèglement du contrôle hormonal (cf physiologie du stress). Les travaux scientifiques sur la physiologie du stress ont permis de démontrer qu'il n'existe pas de bon ou de mauvais stress. Il existe seulement un stress aigu qui est passager et un stress chronique qui perdure.

Idée reçue No 2 : le stress ne touche que les salariés fragiles.

Tous les salariés peuvent être touchés par le stress. Même s'il est vrai que la perception et d'autres facteurs individuels occupent une grande part dans le déclenchement du stress, il existe d'autres facteurs impliqués dans le stress tels que : la surcharge de travail, les horaires de travail, l'organisation du travail, etc. Ces facteurs s'imbriquent entre eux. Nous les aborderons plus loin.

Idée reçue No 3 : Prévenir le stress est un gaspillage

Certains chefs d'entreprises estiment que l'argent dépensé dans la prévention du stress est perdu. Je me pose donc la question suivante : ces employeurs ont-ils conscience des conséquences du stress ? Savent-ils que le stress est responsable de la mauvaise qualité des produits, de la baisse de productivité, de l'absentéisme, des accidents de travail, etc. ? En évaluant le coût des conséquences du stress, ils se rendraient compte de l'importance de la prévention pour sauver leur argent.

Causes profondes et modèles du stress au travail :

De façon plus simple, les modèles du stress expliquent mieux les facteurs de stress au travail. Il en existe une multitude pour expliquer l'origine du stress et montrer clairement les leviers d'action pour une gestion autonome. Nombreux sont les scientifiques (médecins, psychologues) qui ont contribué à l'obtention de ces outils. Nous utiliserons les modèles les plus actuels, adaptés, explicatifs et ayant un large consensus auprès de la communauté scientifique.

Un modèle ***est une représentation schématique d'un processus, d'une démarche raisonnée*** *(Larousse)*. Dans notre contexte les modèles du stress sont des outils schématisant clairement l'ensemble du processus aboutissant à un état de stress.

***Le modèle de Stimulus réponse de Selye :**

Hans Selye est le père fondateur de l'expression scientifique ''Stress''. Dans ces travaux sur le syndrome général d'adaptation[4], il explique le fonctionnement de l'organisme stressé, et ouvre la voie aux autres chercheurs dans le domaine du stress.

Lorsqu'un organisme est stressé, il réagit en passant par trois phases : alarme, résistance et épuisement. (cf. physiologie du stress)

***Le modèle transactionnel Stress-Coping de Lazzarus :**

Dans la recherche du pourquoi certains individus paraissaient mieux réagir au stress que d'autres, apparurent les travaux de Lazzarus et Folkman en 1984 pour répondre à la question. Ces deux chercheurs partent de l'hypothèse que les perceptions et le vécu des évènements déterminent l'apparition d'un état de stress plutôt que les évènements eux-mêmes. D'abord Lazzarus et Folkman définissent le stress comme « *une transaction particulière entre la personne et l'environnement dans laquelle la situation est évaluée par l'individu comme taxant ou excédant ses ressources et menaçant son bien-être* ». Face à la situation aversive, le travailleur va avant tout évaluer la situation avant de développer des stratégies d'adaptation.

Cette évaluation qui s'effectue au niveau cognitif se fait en deux phases : primaire et secondaire.

Phase d'évaluation primaire : généralement appelée **« stress perçu »**. Dans cette phase, l'individu va d'abord donner une signification à la situation. L'individu évalue la situation et se pose des questions :

- Quelle est la nature de la situation ?
- Quel sens revêt la situation ? L'enjeu ?
- Quel est l'impact de la situation sur l'individu ?

Pour que naisse un stress, il faut d'abord que la situation perçue soit un enjeu. Trois types d'évaluation de l'enjeu sont possibles :

1- Le harm/Loss : la situation peut représenter une perte ou un préjudice.

2- Threat : la situation est vécue comme une menace c'est-à-dire comme l'éventualité d'une perte. Exemple : licenciement, rupture de contrat, perte d'autonomie

3- Challenge : la situation peut être vécue comme un défi.

Exemple : Pour une situation comme faire une allocution, l'individu cherchera à savoir la nature de l'allocution (communication en public, devant une dizaine de personnes dont le président du CA de la boite), le sens et l'enjeu de la communication (pour présenter un rapport d'activité de l'entreprise) puis l'impact de la situation sur lui (réussir la communication et avoir une promotion)

*<u>Phase d'évaluation secondaire</u> : ou « **contrôle perçu** ». Elle répond à la question des ressources disponibles pour y faire face.* La personne soumise à la situation va se demander ce qu'elle peut faire face à la situation. Le sujet cherchera à jauger les ressources dont il dispose et à évaluer l'efficacité de ces ressources. Ces ressources peuvent être d'ordre personnel (état de santé, niveau de compétence), matériel (moyens pour faire un travail), relationnel ou organisationnel (réseau social, place occupée dans l'entreprise).

D'après ce modèle, seule la perception de la situation (stress perçu) aura un impact sur l'apparition ou non d'un état de stress. Donc une même situation peut avoir des significations différentes pour plusieurs personnes et faire naitre ou pas un stress et toutes ses conséquences. Suite à ces deux phases d'évaluation et pour répondre à la situation aversive, la personne va élaborer des stratégies d'adaptation (réponse) pour faire face à la situation. Ces stratégies d'adaptation prennent le nom de coping.

Le coping ou les stratégies d'adaptation :

Le coping est l'ensemble des efforts cognitifs et comportementaux, constamment changeants, déployés par l'individu pour gérer des exigences spécifiques, internes et/ou externes, évaluées comme consommant ou excédant ses ressources[9].

Il existe deux stratégies de coping :

— Stratégies actives ou ''problem focused coping'' :

Les stratégies d'adaptation centrées sur les problèmes sont similaires aux stratégies utilisées pour la résolution d'un problème. La personne cherche à éliminer ou à

---

[9] Stress Appraisal and coping, Lazarus et Folkman, 1984, p. 141

contrôler la source de stress. Exemple : mieux organiser le temps, définir les priorités, demander de l'aide.

— **Stratégies passives ou ''emotion focused coping'' :** cette stratégie passive correspond à des processus cognitifs visant à atténuer la détresse émotionnelle et comprend des stratégies à l'occurrence, l'évitement, minimisation, distanciation, attention sélective, comparaisons positives, afin d'arracher une valeur positive à des évènements négatifs. La personne cherche à diminuer la tension émotionnelle. ***Exemple*** : se reprocher, se mettre en colère, se dire que cela ne se reproduira pas.

L'évitement est aussi identifié comme une stratégie passive de coping.

***Le modèle de Karasek et Siegrist**

Il s'agit de deux modèles conçus par deux auteurs différents qui sont en général simultanément utilisés dans l'explication du stress au travail. Pour mieux expliciter, nous les présenterons individuellement.

Le modèle de Karasek

Ce modèle élaboré par Karasek et Theorell encore appelé (demande-contrôle) est beaucoup utilisé dans le cadre de l'amélioration du bien-être au travail. Il permet de déterminer les déterminants des facteurs psychosociaux au travail.

À l'origine, c'était un modèle bidirectionnel basé sur deux déterminants :

- Job control ou latitude décisionnelle : ce facteur correspond au degré de maîtrise (contrôle) de l'individu sur son travail ou le degré de liberté dans les décisions. La personne est capable d'utiliser et de développer ses compétences et ses qualifications dans son travail.

- Demande psychologique *:* elle correspond à la charge de travail et inclut les exigences du travail. Ces demandes peuvent être le travail excessif, le temps insuffisant pour effectuer le travail, le rythme de travail rapide et le travail tenu. *Nb :* la demande psychologique peut être à la fois quantitative et qualitative et englobe les exigences intellectuelles.

Ces deux dimensions combinées permettent de décrire quatre situations de travail :

- Travail monotone (passif) : ce sont des postes à faibles demandes avec des contrôles réduits. Le travailleur devient passif et souvent confronté à une atrophie des compétences, une baisse de motivation et de satisfaction professionnelle ainsi que l'absentéisme. On peut citer dans cette catégorie les salariés de l'administration.
- Travail facile (détendu) : il s'agit des postes à faible demande de travail avec des contrôles élevés. Dans cette catégorie on peut trouver les architectes, les scientifiques, etc.
- Travail exigeant et dynamique (travail actif) : il s'agit des postes très actifs, avec des demandes élevées (engendrant beaucoup de tension) et des contrôles élevés. L'individu a une grande autonomie dans la prise des décisions et peut exploiter ses compétences. Cette situation rendra le travailleur dynamique et motivé. Cette catégorie regroupe généralement les professions tels les ingénieurs, les médecins, les managers, etc.
- Travail éreintant (tendu ou surchargé) : ce sont des postes stressants avec des demandes élevées et des contrôles réduits. Partant des résultats de plusieurs enquêtes menées aux États-Unis et en Suède, le psychologue américain, Karasek conclut qu'un milieu de travail combinant une faible latitude décisionnelle et de fortes exigences de travail conduit à un stress élevé avec des risques de tension psychologique et de maladies. Selon

Karasek, les professions les plus exposées sont : les opérateurs de téléphonie, les aides-soignants, les serveurs, et aussi les activités rythmées avec des requêtes aléatoires et multiples non déterminables dans le temps.

Plus tard une troisième dimension complètera le modèle. Il s'agit du **soutien social :** le soutien des collègues et de la hiérarchie peut être perçu comme un facteur d'atténuation des effets négatifs des demandes excessives. Ce troisième déterminant met un accent sur l'importance de la vie sociale dans l'apparition du stress, ainsi un environnement convivial peut avoir des effets bénéfiques sur la gestion du stress. La notion de soutien social peut revêtir plusieurs aspects : le soutien instrumental, le soutien tangible, le soutien informationnel et le soutien émotionnel.

La nouvelle combinaison de la dimension sociale associée à une forte demande psychologique et une faible latitude décisionnelle fait apparaître le concept de **Jobstrain** qui se définit par une situation de travail dans laquelle coexiste une forte demande de travail, une faible latitude décisionnelle et une absence ou un faible soutien psychosocial.

Ce modèle ne sera actualisé qu'en 1990 par Karasek et Theorell, incluant la dimension sociale pour enfin donner le modèle tridimensionnel : **job demand-control-support** (JDC-S) de Karasek et Theorell

Le modèle de Siégrist

Il part du constat qu'une situation de travail peut prendre appui sur une combinaison d'efforts élevés et de faible reconnaissance de ces efforts conduisant à une série de réactions pathologiques sur les plans émotionnel et physiologique. En 1990, en se basant sur deux déterminants (effort et récompense), Johannes Siegrist, professeur de sociologie médicale, a élaboré le modèle du « ***déséquilibre effort-récompense*** » ou modèle de *Siégrist* portant son nom. Ce modèle stipule que le stress au travail est lié à une perception par le sujet d'un déséquilibre entre les efforts fournis pour exécuter son travail et la récompense obtenue du travail.

Ces efforts peuvent être extrinsèques et intrinsèques :

- Effort extrinsèque : contrainte de temps, efforts physiques, interruptions fréquentes, responsabilités, exigence de la tâche, heures supplémentaires.
- Effort intrinsèque avec surinvestissement : ce sont les attitudes et motivations de la personne vis-à-vis de ce qui est demandé. Exemple : besoin de se dépasser, d'approbation, de contrôler une situation ou encore relever un défi. Le surinvestissement est l'incapacité de s'éloigner de son travail et de se détendre.

La récompense s'inscrivant sur trois axes représente les bénéfices du travail sur le plan matériel (économique) et psychologique. Ce sont : le salaire, l'estime reçue de la part des collègues, le contrôle sur son propre statut professionnel (promotion, sécurité d'emploi et perspective d'emploi).

D'après Siègrist, le déséquilibre entre des efforts élevés et de faibles récompenses entraine une détresse émotionnelle et affecte négativement le travailleur.

Ce modèle permet de ressortir trois types de situations de travail :

- L'employé donne plus d'efforts et reçoit peu de récompenses ;
- L'employé surinvestit son travail ;
- L'employé surinvestit, donne plus d'effort et reçoit peu ou pas de récompense.

Le modèle de Siegrist est le plus souvent associé au modèle de Karasek, car il explore deux autres dimensions (les efforts extrinsèques et la récompense)

D'après ces trois modèles, il apparait clairement que les facteurs du stress au travail sont : la charge de travail, la latitude décisionnelle, le soutien des collaborateurs, les relations interpersonnelles et la reconnaissance au travail.

La charge au travail : ici la quantité de travail excède largement les capacités du travailleur. On parlera de surcharge quantitative de travail lorsque le salarié a beaucoup de choses à faire, mais dispose d'un temps très réduit. Dans ce manque de temps, le salarié est aussi interrompu par des collaborateurs, des appels téléphoniques, des notifications, fax, etc., augmentant les frustrations qui sont des sources de stress. On parlera de surcharge qualitative de travail lorsque le travail à exécuter excède les compétences du travailleur. Le salarié se sent incapable d'effectuer convenablement son travail parce que les tâches deviennent trop complexes et demandent beaucoup d'efforts. Il devient soucieux et préoccupé. Qu'elle soit qualitative ou quantitative, la surcharge de travail oblige les salariés à fournir plus d'efforts, à rester tard au travail et à ramener du travail à la maison. À la longue, le salarié n'a plus de vie sociale, car chez lui tout se résume à son travail. Dans ces situations, certaines personnes éprouvent des difficultés à demander de l'aide, à alerter ou revendiquer. Elles s'exposent au burn-out, mettent en danger leur santé mentale et les performances de l'entreprise. L'exemple typique de cette situation est Rahim, jeune comptable dans une école qui n'arrive plus à avoir du temps pour lui et sa vie sociale. Voici son calendrier : du lundi au vendredi, il travaille de 9 h à 18 h parfois tard jusqu'à 20 h selon la clientèle. Les week-ends supposés être des jours de repos, il est obligé de préparer les tableaux de compte pour la réunion hebdomadaire avec la direction. Plus de temps pour sa famille, ses amis et pire pour son maintien en bonne santé. Rahim fera un burn-out après seulement 11 mois de travail. Je l'ai reçu en 2019 dans cet état.

La faible latitude décisionnelle : lors d'une entrevue, j'ai demandé à un groupe de salariés mixtes (travaillant dans des entreprises différentes) ce qui les stressait au travail. Voici la réponse d'un d'entre eux : je suis dans une entreprise où je suis bien payé, mais je ne décide de rien, ni de mon temps de travail, ni de la façon de travailler, ni de ce que je dois faire. Plusieurs sont dans cette situation.

La latitude décisionnelle est le degré d'autorité dont dispose le travailleur sur son travail. Ici, l'individu n'a aucune autonomie dans la prise des décisions et ne peut pas exploiter ses compétences. L'individu ne peut choisir la méthode de travail. Cette faible latitude décisionnelle combinée à la surcharge de travail expose le travailleur au stress et accroit le risque d'altération de la santé alors qu'une grande autonomie décisionnelle a un effet protecteur pour la santé et motive le salarié. La latitude décisionnelle ne s'applique pas qu'au niveau individuel. Elle s'applique aussi au niveau organisationnel par la participation aux décisions comme la définition des horaires de travail, le type de machine ou de logiciel à utiliser, etc.

Le soutien des collaborateurs et les relations interpersonnelles : en 1990, Karasek, intégra la notion de soutien psychosocial dans la genèse du stress. Il est évident que l'environnement social de travail est un grand facteur d'épanouissement du travailleur. Il permet au travailleur de se sentir soutenu, accompagné. L'absence de soutien social a un rôle dans la dégradation des conditions de travail, affirme l'association canadienne pour la santé mentale. Il revêt plusieurs formes :

- Opérationnel *:* fournir les outils, les ressources nécessaires, le temps nécessaire à l'exécution ;
- Informationnel *:* apporter des conseils, les informations nécessaires dans la réalisation de la tâche telle que la clarification des rôles ;

- Émotionnel : l'écoute du travailleur, de ses besoins et le respect.

Lorsqu'on souffre, on a besoin d'une main tendue à part la hiérarchie. Le soutien des collaborateurs est aussi très important pour rendre le climat de travail empathique. Il se manifeste par l'entraide, la compassion, le dialogue bienveillant et la confiance mutuelle. À l'inverse, le harcèlement, l'esprit de compétition, le chacun pour soi et l'isolement sont des freins et augmentent le stress.

La faible reconnaissance au travail :

L'Homme a toujours eu pour ego la recherche de la reconnaissance. Tout le monde souhaite être apprécié, indispensable, pouvoir apporter un plus : c'est un besoin humain. La reconnaissance au travail consiste à mettre un jugement de valeur sur les efforts investis par le travailleur, mais aussi leurs compétences et leurs réalisations. Ce geste n'est pas banal, car il permet d'augmenter la motivation et l'engagement des travailleurs et réduit considérablement le stress. La Direction de l'animation, de la recherche des études et des statistiques (DARES) du ministère français du Travail affirme que le manque de reconnaissance triple le risque de maladie et double celui de l'état dépressif. D'après Jean-Pierre Brun, fondateur de la chaire de gestion de la santé organisationnelle et de la sécurité du travail de l'université Laval, la non-reconnaissance au travail est le dénominateur commun aux problèmes de santé mentale au travail. La reconnaissance ne se limite pas au salaire seulement, c'est un travail quotidien qui englobe : appréciation, promotion, etc.

Conséquence du stress sur les entreprises :

Une fois, je discutais avec des directeurs d'entreprises. L'un aborda une question de ce genre : « qu'avons-nous à gagner en engageant beaucoup d'argent et en réorganisant aussi notre façon de travailler dans la lutte contre le stress ? N'est-ce pas trop nous demander ? » « Oui, c'est trop vous demander si ce n'était pas un investissement. Combien de fois changez-vous de travailleur par an pour le même poste ? Combien de fois donnez-vous la permission à vos salariés pour raison de maladie ? Combien coûtent vos frais médicaux annuels versés aux assureurs ? Enregistrez-vous des erreurs dans la fabrication des produits ? Vos salariés sont-ils enthousiasmés par le travail ? Sont-ils motivés et concentrés ? Depuis quand la productivité de votre entreprise ne cesse de baisser chaque année ? Qu'en est-il du climat social au travail ? Et qu'en est-il du nombre des accidents de travail ? » lui répondis-je.

Ces questions parurent intéressantes aux yeux de mes interlocuteurs parce qu'ils comprenaient pour la première fois qu'il est urgent d'agir. Toute la productivité de l'entreprise gravite autour du moteur humain.

Plusieurs sont les travailleurs qui se lèvent le matin, s'habillent, partent travailler la mine serrée et le cœur lourd. Ces gens passent toute la journée sur un siège sans pour autant être productifs. Quel gâchis ! Comment voulez-vous faire des revenus si le travailleur lui-même est une charge. Avez-vous oublié que vous devez le soigner aussi ? Et ça, c'est de l'argent perdu. Les conséquences du stress sur l'entreprise sont énormes parce que le travailleur est au centre de la productivité.

Le stress tue l'économie de votre entreprise.

Le stressé est aussi celui qui est sujet à faire des erreurs, à fabriquer un mauvais produit, à parler mal aux clients et à rater un rendez-vous. Selon une vérité populaire, un client insatisfait décourage plus de 10 personnes. Voulez-vous des clients ? Alors entretenez le mental des salariés.

Combien dépensez-vous en frais médicaux pour vos salariés ? Savez-vous que la majeure partie des accidents de travail sont liés au stress professionnel ? Le Bureau international du Travail estime que le coût économique lié aux pertes de qualité, à l'absentéisme et au turn-over résultant du stress se situe entre 3 à 4 % du PIB des pays industrialisés. C'est énorme non ?

Le stress est un destructeur physique, social et économique.

Avez-vous entendu parler du concept métro-boulot-dodo. Ce concept inventé depuis 1968 par Pierre Béarn pour expliquer le rythme monotone de la vie des Parisiens. Metro : trajet en métro le matin ; boulot : journée de travail ; dodo : retour au domicile et nuit de sommeil. Voici ce qu'est devenu travailler et cela reste encore d'actualité. Nous n'avons plus du temps pour nous occuper de nous. Nous n'avons plus de vie sociale, notre entourage se plaint.

L'histoire touchante d'Aïcha, une de mes premières clientes est très illustrative :

Femme âgée de juste 26 ans, mariée et mère d'un garçon de 6 ans, elle se bat contre le métro-boulot-dodo. Employée comme secrétaire dans une banque, Aïcha travaille de 9 h à 16 h. Afin d'être à l'heure et échapper aux embouteillages, Aïcha est obligée de sortir à 6 h 45, laissant son garçon encore dans le sommeil entre les mains de la nounou pour rentrer tard le soir. Son mari lui n'avait pas de problème à ce qu'elle travaille à ce rythme. Le souci c'est le jeune qui a fini de se faire à l'idée que sa maman ne pourra pas être là afin de le voir grandir. Il finit par se résigner et à développer des comportements de rejet à l'endroit de sa mère. Le week-end sensé être le moment de retrouvailles, Aïcha est épuisée et exténuée par une longue semaine. Emportée par le sommeil, elle passe tout le week-end à dormir pour recharger ses batteries vides. J'ai reçu Aïcha par le biais d'une autre cliente que j'avais aidée à surmonter le stress des examens. Elle devait passer un doctorat de Droit.

Dans la dernière partie du livre, dédiée à la gestion proprement dite du stress, je vous expliquerai comment j'ai accompagné Aïcha à retrouver sa sérénité. Cependant, je me demande si vous êtes une ou un "Aïcha" ? Vous êtes chanceux si vous ne l'êtes pas, car nombreux sont ceux qui sont dans la même situation que cette femme de seulement 26 ans.

Combien se sont éloignés de leurs proches à cause du travail ? Combien ont raté les moments essentiels de la vie de leurs enfants ? Combien n'ont plus de temps pour les faits sociaux ? Le stress, ça coûte cher, énormément cher.

Fatigue musculaire, maux de dos ou des articulations, maux de tête ou insomnies, arrêtez de chercher loin, peut-être que vous souffrez du plus grand mal du siècle.

Il existe une relation étroite entre le mental et le reste du corps. Ne dit-on pas que le corps obéit au mental d'acier. Lorsque l'esprit est posé, calme, sans soucis, ni déprime, les hormones du bonheur, de la joie sont sécrétées. Le sang passe facilement dans les muscles et apporte des nutriments et de l'oxygène. Ainsi vos muscles sont énergétiques. Le contraire se produit quand vous êtes stressés. La sécrétion chronique des hormones du stress est à l'origine de la fatigue et de l'épuisement musculaire et cérébral.

Le stress c'est de l'argent, mais de l'argent perdu.

Endettement, absentéisme, baisse de motivation, démotivation, baisse de créativité, dégradation de la productivité, augmentation des rebuts ou des malfaçons, dégradation du climat social, mauvaise ambiance de travail, atteinte à l'image de l'entreprise, etc. D'après l'étude réalisée par l'INRS, le coût social du stress est estimé en 2007 entre 2 et 3 milliards d'Euros.

CHAPITRE VI

LE BURN-OUT

Le burn-out : ultime conséquence du stress au travail

De l'anglais To burn qui signifie griller, brûler, s'user, s'épuiser, je veux parler de l'épuisement professionnel. Il s'agit d'un état d'épuisement physique, émotionnel et mental.

Les personnes ayant connu le burn-out parlent souvent d'un état où ils se sont sentis vides de toutes ressources avec perte de la capacité d'agir. Une jeune dame que j'ai rencontrée en 2019 m'a parlé en ces termes : « Je me suis sentie dépourvue de toutes énergies. J'étais même incapable de prendre soin de moi et cela m'importait peu ».

Pour comprendre le burn-out, allons à la source avec l'histoire racontée par celle qui a ancré le concept dans le monde scientifique. **Christina Maslach** dans son livre paru en 1982, écrit ceci : « Je suis psychologue et consulte depuis trois ans dans une cellule de soutien psychologique pour les familles démunies. Au départ j'étais enthousiaste, passionnée, tolérante et humaine et je suis devenue cynique, brutale dans mes propos et indifférente en l'espace de deux ans et demi. J'ai seulement 28 ans et j'ai développé un ulcère à l'estomac à force de travailler dans des conditions de crises permanentes. J'en suis même arrivée à boire pour essayer de mieux me détendre et dormir, à me bourrer d'anxiolytiques et à profiter de toutes les occasions possibles pour me faire mettre en arrêt de travail. Pour faire face chaque jour, je me suis convaincue que je devais accomplir ce travail de la même manière que j'accomplirais un travail de caissière ou de boulot à l'usine. Je commence à me rendre compte qu'il me faudrait lâcher prise et m'éloigner de cette profession pendant quelque temps afin de ne plus avoir à gérer constamment les problèmes des autres. Je ne supporte plus d'arriver au travail en étant totalement angoissée. Pour moi, c'est un véritable constat d'échec en tant que thérapeute que d'admettre l'état dans lequel je suis et le fait que je ne sois apparemment pas capable de faire face aux pressions de mon métier ».

Identifiée pour la première fois chez le personnel médical, l'une des conséquences redoutables du stress chronique survient lorsque, la victime perd le sens de la vie. Le travail devient dégoutant et ennuyant pour elle, son engagement s'effondre, sa personnalité est altérée et elle devient fragile face aux maladies. Il s'agit du burn-out

1- Origine et évolution

La première description du phénomène remonte à plus de 40 ans, lorsque Freudenberge, un psychanalyste new-yorkais en 1974, lui-même victime du phénomène de burn-out, l'introduit dans le monde scientifique par une publication dans un journal en science sociale. Le psychanalyste relate sa propre expérience lorsqu'il s'est engagé comme bénévole dans une clinique gratuite du Least pour aider les drogués et défavorisés de cette zone. Ce travail occupait toute la vie du psychanalyste et de ses collaborateurs. Il y avait du travail jour et nuit.

Après un bon moment de travail, Freudenberge et ses collaborateurs commencèrent à sentir une fatigue intense et constante. Une irritabilité et des infections chroniques avant de craquer. Il n'arrive plus à se lever et dort plusieurs jours.

Cette expérience motivera Freudenberge à publier un article dans lequel il relatera les trois types de symptômes du burn-out :

Physiques : perte de poids, manque de sommeil, épuisement, douleurs gastriques, souffle coupé, mauvaise résistance aux infections ;

Comportementaux : colère, irritation, intolérance aux frustrations ;

Psychologiques : épuisement, ennui, ressentiment, désenchantement, découragement, confusion et dépression.

De cette expérience, Freudenberge décrit douze phases d'aboutissement au burn-out :

— besoin de se prouver à soi-même amenant à une ambition excessive ;

— travailler plus ;

— négliger ses propres besoins ;

— déplacer les conflits et les besoins ;

— ne plus avoir de temps pour s'occuper des besoins non liés au travail ;

— déni du problème et rigidification de la pensée ;

— retrait et cynisme ;

— changements de comportement ;

— dépersonnalisation,

— perte de contact avec soi-même et ses propres besoins ;

— vide intérieur,

— anxiété et comportement addictif ;

— impression grandissante de perte de sens et perte d'intérêt ;

— épuisement physique qui peut être mortel.

Malgré les travaux de Freudenberge, c'est Maslash et sa collègue Jackson qui ancreront le concept dans le cercle scientifique après des interviews auprès de 200 personnes. Maslash définira le burn-out comme un syndrome associant :

- L'épuisement émotionnel : il représente la dimension de base de la contrainte individuelle de l'épuisement professionnel et se réfère à des sentiments d'épuisement de ses ressources émotionnelles et physiques ;

- La diminution de l'accomplissement personnel : insensibilité au monde environnant, déshumanisation de la relation à l'autre (les usagers, clients ou patients deviennent des objets), vision négative des autres et du travail ;

- Dépersonnalisation : perte du sens de la personnalité.

En définissant le burn-out comme un épuisement mental et physique des personnes dont le travail nécessite un contact permanent avec autrui, Maslash introduit alors la notion de contact permanent avec les autres.

Il ressort que les professions impliquées dans la relation d'aide sont les plus exposées : personnel de santé, enseignants, assistants sociaux.

Le phénomène de burn-out connaitra sa légitimation totale avec la publication de la méthode de mesure, le Maslach Burnout Inventory (MBI) en 1981.

Depuis lors, le phénomène continue de faire son chemin. Aujourd'hui, le burn-out est reconnu dans tous les secteurs d'activités.

Les signes liés au burn-out :

Les manifestations les plus rapportées en faveur du burn-out sont :

— Au niveau physique : asthénie, troubles du sommeil, troubles musculo-squelettiques (douleurs lombaires, ou cervicales), maux de tête, crampe, perte de l'appétit, douleurs gastriques.

— Au niveau émotionnel : anxiété, tristesse, irritabilité, absence d'émotion.

— Au niveau du comportement : repli sur soi, isolement social, comportement agressif, diminution de l'empathie, ressentiment et hostilité à l'égard des collaborateurs, comportement addictif (alcool, tabac, drogue).

— Au niveau cognitif : difficulté de mémorisation, manque d'attention, réduction de la concentration, difficulté à prendre des décisions.

— Au niveau de la motivation : doute sur ses compétences, baisse de la motivation, désengagement, dévalorisation.

Les facteurs associés au burn-out : plusieurs facteurs concourent à la survenue du burn-out. Les plus connus sont : la surcharge de travail, la pression temporelle, le faible contrôle sur son travail, des faibles récompenses, le manque d'équité, les conflits de valeur, les demandes contradictoires, le manque de clarté dans les objectifs, les moyens.

Conséquence du burn-out : le burn-out affecte la vie personnelle et professionnelle. Sur le plan personnel, il a un impact négatif sur la vie de famille et est associé à une diminution de la qualité de vie.

Il est également lié aux pathologies cardiovasculaires, au diabète de type 2 et à un abus de substances addictives comme l'alcool ou le tabac. Les conduites suicidaires représentent la conséquence la plus grave du burn-out.

Sur l'entreprise le burnout conduit à la diminution de la motivation, de la concentration et de la créativité. Ces trois associés impactent considérablement la qualité du travail et des services de l'entreprise.

Quelques secteurs d'activités à risque ?

Je pense que la question devait être : existe-t-il un secteur d'activité sans risque de stress ?

Si vous avez ce livre en main, c'est parce que vous êtes d'accord avec moi et aussi avec la communauté scientifique que nous sommes dans un environnement où il existe une multitude de stresseurs. Aucun secteur n'est épargné. Sans être péjoratif, mais dire que tous les secteurs sont frappés au même titre, de la même manière et avec un même niveau équivaut à nier les efforts de ceux qui aujourd'hui se battent contre ce phénomène mondial. Je parle ici des médecins, des managers, des acteurs du bien-être, des psychologues et des salariés. C'est pourquoi nous allons énumérer les secteurs les plus touchés par le stress.

Le premier secteur est celui de l'ignorance, de la négation et du déni.

« L'ignorance est la plus grande maladie du genre humain » **Voltaire**

Ce secteur est représenté ici par toutes les organisations n'ayant aucune information sur le sujet ou ayant entendu parler du stress et de ses conséquences, mais reste dans le déni total. Ce sont ces genres d'organisation dont le manager et les collaborateurs disent en chœur chaque matin : *le stress, c'est la vie.* Oui nous sommes d'accord avec eux que le stress c'est la vie, mais aussi que la vente c'est la vie, la maladie c'est la vie, la perte c'est la vie, le vol c'est la vie. Si nous prenons des dispositions contre ces autres fléaux, ne pouvons-nous pas faire des efforts contre le stress si réellement c'est la vie afin d'en profiter pleinement ? À mon avis, il ne s'agit pas de simplement vivre, mais de bien vivre.

Les autres secteurs sont repartis en fonction de la nature des activités qui s'y passent.

Plusieurs facteurs rendent un métier stressant (revenu, contact avec le public, contrainte de temps, latitude décisionnelle, exigence, bruit, management, etc.). Ces facteurs ont été abordés dans les modèles du stress. Voici une liste non exhaustive de métiers stressants :

Le métier de Pilote : Malgré l'existence des tests mesurant la capacité des futurs pilotes à surmonter le stress avant leur recrutement, nombreux sont ceux qui subissent des niveaux de stress élevés. Des vibrations aux contraintes de la nature et au danger de mort, cette profession n'est pas sans risque.

Le métier de Journaliste : ce métier a rapidement embrassé la technologie pour développer son audience entrainant une modification sur la façon de produire l'information. La démocratisation de l'information, l'exigence des consommateurs, la pression et les contraintes de temps font que ce secteur est pourvoyeur de stress. Sans oublier les couvertures des évènements dangereux telles que les manifestations hostiles ou les guerres. Plusieurs études suggèrent un risque accru de burn-out dans le monde médiatique. En 2016, le site américain careercast.com spécialisé en ressources humaines a classé le journalisme comme le pire métier du monde.

Les Médecins, infirmiers et aides-soignants : d'après une étude française[10] publiée par les psychiatres Ziad Kansoun et Guillaume Fond, certains médecins souffrent du burn-out. Triste réalité ! Les médecins peuvent être touchés sur le plan émotif et affectif lorsqu'un patient souffre. Cette compassion donnée, l'empathie éprouvée, la sensibilité manifestée et la responsabilité apportée par les acteurs de la santé peuvent être à l'origine des sentiments de détresse.

Les acteurs de la santé sont soumis à des longues heures de travail, des nuits entières de concentration souvent considérées comme gage de la réussite. La relation entre acteurs de santé et malades oblige le médecin à s'engager physiquement, mais aussi mentalement. Il doit traiter et accompagner psychologiquement. Dans cette relation

---

[10] Ziad Kansoun, Guillaume Fond ; Burnout in french physicians : a systematic review and meta-analysis ; Journal of Affective Disorders March 2019 ; 132-147 (246)

d'aide, l'acteur de la santé se donne en totalité, use toutes ses ressources et parfois s'oublie tout en faisant face à la souffrance, à la peur, à la douleur, à des tragédies et à des décès.

Tout ceci entraine des niveaux de stress très élevés. Les acteurs de la santé doivent aussi prouver leurs compétences à tout moment. Ces facteurs complexes rendent le médecin vulnérable au stress, à la dépression, à l'anxiété, à l'épuisement professionnel et aux dégradations sans oublier les facteurs familiaux, financiers, relationnels et parfois l'isolement social.

Les métiers de l'enseignement : l'enseignement est un métier particulièrement stressant avec des tâches très différentes, des responsabilités de toutes sortes. L'enseignant est engagé émotionnellement auprès des apprenants. Il se sent responsable de l'avenir de ces jeunes. Il se remet en question et change de stratégie selon les préférences individuelles de ses élèves, c'est lui qui cherche à s'adapter. L'enseignant est obligé de surveiller tout le temps ses réactions face aux élèves, de courir vers l'information et d'être aussi une oreille pour ses étudiants. Parfois il se voit confier des secrets de famille sans pour autant avoir une stratégie de gestion à lui. Ses fautes et ses manquements sont souvent mal vus par la société.

Les commerciaux : partagés entre agression, concurrence et pression des clients, les commerciaux font aussi face au stress. Ce stress provient généralement de la charge de travail perçue comme dépassant la capacité d'y faire face ; l'exigence du marché et l'incertitude sur l'avenir. Un commercial sur deux présente de l'anxiété, de la nervosité ou de l'irritabilité d'après Patrick et Olivier dans une étude sur le *Techno-stress chez les* *commerciaux*[11]. Ces deux auteurs pointent d'un doigt accusateur les facteurs tels que la pression psychologique, la faible latitude décisionnelle, la compétitivité, le manque de coopération et de reconnaissance de l'entourage professionnel.

Chauffeur de taxi : la conduite de taxi à un caractère monotone et répétitif, induisant à l'ennui, à l'insatisfaction et à la démotivation, les chauffeurs de taxi rapportent souvent des contraintes du temps et la peur des accidents au travail.

Militaires, pompiers, policiers : des métiers avec pour objectif de protéger la vie des citoyens. Les exerçants sont exposés à une multitude de dangers comme les blessures physiques, la pression au travail et la porosité entre vie personnelle et professionnelle. Les forces armées sont souvent confrontées à la mort ou au danger de mort.

Le métier de l'évènementiel : 5e au rang mondial des métiers les plus stressants, ici le crédo : tout doit être parfait. Les organisateurs d'évènement font face à des longues durées de travail, des échéances et exigences des clients, sans oublier la qualité du service.

NB : Il existe d'autres métiers et d'ailleurs il n'y a pas un secteur d'activité sans stress. Prenez garde ! Peut-être que votre métier est pire que ceux-ci haut.

En résumé, tous les secteurs d'activités sont intéressés. Les conséquences du stress sur le travail sont : l'augmentation des accidents de travail, l'absentéisme, la démotivation, l'augmentation des erreurs dans les produits ou services, la dégradation de la productivité, les difficultés pour remplacer le personnel, le turn-over élevé, la baisse de

---

[11] Schlindwein P, Buffet L, Le Formal F, Durand O. Techno-stress chez les commerciaux en Pays de La Loire. Archives des Maladies Professionnelles et de l'Environnement 2016 ; 77 : 423–4.

la créativité et de la concentration, l'augmentation des maladies professionnelles, etc. Le stress est l'ennemi de votre entreprise. Pensez à le maitriser !

DEUXIÈME PARTIE :

GÉRER LE STRESS

Un problème sans solution est un problème mal posé.
Albert Einstein

Maintenant que nous connaissons les contours du stress, commençant par ses définitions, ses causes et conséquences et surtout que nous savons notre niveau de stress, la solution devrait être facile. La gestion du stress est une activité simple qui demande juste constance et persévérance. Il n'y a pas de baguette magique qui marche à tous les coups. Il y a des multitudes de solutions facilement réadaptables selon votre contexte.

Je présenterai ici les techniques les plus abouties ayant changé la vie des millions de personnes à travers le monde. Vous n'êtes pas un cas désespéré, vous trouverez sans doute ce qui marche avec vous. Avec ces techniques, j'ai amélioré ma vie et celui de plusieurs personnes. Les outils peuvent être utilisés au niveau individuel ou de façon collective dans le milieu du travail.

Je reviendrai pour expliquer comment une entreprise peut s'organiser pour agir contre le stress. L'objectif du livre est de vous rendre autonome. Je vous souhaite donc d'appliquer ces techniques, car vous y gagnerez.

Chapitre VII

Gérer le stress de manière efficace

Tout travail finit par occuper le temps qui lui est imparti.
Loi de Parkinson

Lorsque vous savez ce que vous avez à faire dès le réveil, votre esprit devient moins chargé et donc plus libre. L'esprit aime la précision.

L'un des grands facteurs du stress est le manque de temps, les personnes stressées courent après le temps. J'aimerai au lieu de dire manque de temps plutôt dire mauvaise gestion de son temps parce que nous avons tous 24 h dans une journée. Ces 24 h suffisent largement pour travailler, s'amuser et dormir pour les uns, pendant que d'autres n'arrivent pas à en vivre. Ils font mille choses à la fois et le soir ils se rendent compte qu'ils n'ont pas touché leur priorité. Cela renforce encore le stress et devient un cercle vicieux. Que ça soit au travail, ou à la maison, nous pouvons bien gérer notre temps, nous organiser pour en jouir et vivre sereinement. Ici, je propose 4 façons d'y arriver tirées de mon expérience, mais aussi des écrits scientifiques.

1- Clarifiez vos objectifs :

Ne dit-on pas que le temps c'est de l'argent ? Si on estimait les 24 h d'une journée en termes d'argent qu'on remettait à chacun, plusieurs seront pauvres. Prenez votre temps comme de l'argent, donnez de la valeur à ce temps en l'utilisant sur des tâches importantes pour vous. Plus vous avez des objectifs bien définis, clairs plus le temps sera à vous et vous serrez mentalement à l'aise. Vous devez d'abord identifier ce que vous avez à faire. Vous pouvez par exemple prendre la semaine ou pour un début prendre sur une journée. La nuit avant de dormir, écrire toutes les activités que vous devez faire le matin, puis sélectionner parmi ces activités celles qui sont prioritaires. Classez-les par ordre d'importance, mais aussi selon l'urgence (la matrice d'Eisenhower vous sera très utile à ce niveau) puis éliminez les activités non importantes ou encore superflues. Recopiez maintenant dans votre agenda les activités retenues. Ce sont celles-là que vous devez faire le jour. Maintenant, planifiez ces activités dans la journée en indiquant exactement les délais d'exécution (heure de début et heure de fin). N'oubliez pas qu'une activité prend toujours le temps qu'on lui alloue. Soyez très flexible dans les délais et aérez les intervalles entre deux activités par des temps morts. Les choses prennent toujours plus de temps que prévu d'après la *loi de Hofstadter*. N'oubliez pas d'aménager des temps de pause et de divertissements spécifiques et ne planifiez pas toute la journée parce que selon la loi de *Laborit* : l'humain recherche en priorité le plaisir. Reportez les activités non réalisées le jour suivant. Pour faire simple, téléchargez l'application ''to do list '' ou utilisez un agenda. Avec cette habitude, vous allez pouvoir bientôt planifier votre semaine puis le mois et réduire considérablement le stress. Dernier conseil : réalisez une tâche à la fois et ne soyez pas polychromes.

2- La méthode Pomodoro pour se débarrasser des chronophages :

Par chronophage, on entend mangeur de temps. Ce sont par exemple : les notifications de vos réseaux sociaux, les causeries dans les couloirs, le défilement sur internet, le thé derrière la cour, etc. Ces chronophages vous empêchent de vous concentrer sur vos tâches, bouffent la presque totalité de votre temps et vous laissent avec beaucoup de travail et peu de temps. Vous serez obligé alors de travailler la nuit et générer un surplus de stress. Parfois aussi nous avons tendance à faire plusieurs choses à la fois et à la fin se rendre compte que nous n'avons pas avancé. Optez pour la méthode Pomodoro pour les éliminer. Il s'agit d'une technique inventée vers 1980 par Francesco Cirillo. La méthode consiste à se focaliser pendant 25 minutes (pomodori) sans interruptions sur une seule tâche, après prendre 5 minutes de pause pour se distraire. Reprendre encore 25 autres minutes, puis une pause de 5 minutes et ainsi de suite. Une fois que vous atteignez 4 pomodoris soit (4 fois 25 minutes), prenez une grande pause de 30 minutes. Cette technique est puissante elle vous permet de lutter contre la procrastination, les multitâches, mais aussi vous permet d'être productif.

3- Apprenez à dire non

En disant oui aux autres, faites-en sorte de ne pas dire non à vous-même disait Paulo Coelho.

Si vous acceptez tout ce que les autres vous demandent, vous ne ferez rien pour vous et vous serez tout le temps stressé par manque de temps. J'ai reçu une fois, en consultation téléphonique, un monsieur de 40 ans travaillant dans une industrie alimentaire qui était hyper stressé. Après échange, ensemble nous avons compris que son problème résidait dans le fait qu'il était très sollicité. Il était devenu l'homme à tout faire de l'entreprise. Il travaillait parfois tard après les heures de travail, n'avait plus de temps pour se divertir ou pour sa famille. Le pire c'est que sa femme l'a quitté avec son seul enfant par manque d'attention. Il était devenu nerveux, ne mangeait pas convenablement, ne dormait pas bien et manquait de concentration, le tout couronné par un diagnostic de maladie cardiovasculaire. À force de dire oui, il a failli y laisser sa vie.

Ici l'objectif n'est pas de vous rebeller, mais de vous montrer une réalité : les personnes hyper sollicitées manquent de temps et sont exposées à l'épuisement professionnel. Vous voulez gérer votre stress et reprendre votre vie en main ? Apprenez à dire non !

Dire non ne consiste pas à avoir un abus de langage, mais plutôt à montrer à l'autre que vous êtes occupé. Nous pouvons dire non sans vexer l'autre et cela passe par un apprentissage.

Lorsqu'on vous sollicite, réfléchissez d'abord avant de dire oui. Nous avons appris dès la naissance à dire oui pour ne pas vexer nos parents et notre entourage. Plus tard, nous disons oui pour rechercher l'approbation des autres. Nous sommes constamment en quête d'amour et d'intégration. Cependant en disant oui à chaque fois, nous perdons la considération et le respect des autres, car nous apparaissons comme un béni-oui-oui. Et parfois après avoir fini de dire oui, nous nous rendons compte qu'on ne le devait pas. Nous devenons frustrés, nerveux et nous faisons une course contre la montre pour satisfaire l'autre. Pour se libérer de cette vieille habitude, apprenons à évaluer d'abord la situation, à regarder notre planning, à se poser la question : en disant oui qu'est-ce que je perds ? Ou encore suis-je à mesure de le faire sans impacter négativement mes priorités ? Voici une phrase qu'on peut employer pour répondre à la sollicitation afin de regarder son planning. *J'ai compris ta demande, laisse-moi quelques minutes pour revoir mon planning et te revenir.* Avec cette phrase, votre interlocuteur se sentira à l'aise même en cas de refus, il se dira que c'est indépendant de vous.

Cessez de vous justifier et rester sur votre décision : après avoir consulté votre planning, si votre réponse est non, informez celui qui vous a sollicité sans essayer de vous justifier. En essayant de se justifier, c'est paraître coupable. En réalité vous n'êtes pas coupable de ne pas pouvoir l'aider. Vous avez juste d'autres priorités plus importantes.

Soyez courtois et proposez une alternative : dire non ne veut pas dire parler mal ou chercher à vexer l'autre. Cela fragiliserait vos liens avec la personne et ce n'est pas ce que vous souhaitez. Alors, dites non sans vexer l'autre et préserver vos liens. Pour ce faire, exprimez-vous avec empathie, montrez à la personne que vous êtes avec elle ; formulez des phrases simples et courtoises. Par exemple, dites :

— *J'ai consulté mon agenda, il se trouve que j'ai un rendez-vous commercial à la même heure, je ne pense pas être à mesure de te venir en aide cette fois-ci.*

— *Je suis désolé de ne pas pouvoir t'accompagner demain, je t'appelle le soir pour avoir tes nouvelles.*

— *Il sera très difficile pour moi de te trouver cette somme. As-tu essayé de contacter un bailleur (ou une banque) ?*

— *Je ne pourrai pas faire ce travail avec toi par contre je t'envoie un modèle pour t'inspirer.*

4- Organisez votre espace de travail :

Un espace de travail encombré est un cerveau encombré qui ne réfléchit pas.

Le cerveau aime l'ordre. Plus votre espace de travail est bien rangé, plus vous serez concentré et moins vous serez stressé. Il suffit de rentrer voir certains cadres travailler pour savoir leur facteur de stress. Pour eux, il suffit juste de leur dire : « Rangez votre bureau et rappelez-moi la semaine à venir ». Généralement quand ils rappellent c'est pour dire que tout est rentré dans l'ordre. La recherche montre qu'il existe une corrélation directe entre la productivité et l'encombrement. Une personne moyenne perd 4,3 heures par semaine à chercher des documents ou du matériel. Ce qui ajoute du stress et de la frustration au travail tout en réduisant la concentration et la pensée créative. Quand votre espace de travail est désordonné, vous êtes vous-même désordonné. Lorsque je préparais mon doctorat en médecine et en même temps mes aptitudes de consultant en sécurité et santé au travail, je sortais de ma maison pour me rendre dans une bibliothèque afin de lire. Arrivé à la bibliothèque, la première chose que je faisais, c'était de ranger les livres désordonnés, aménager un petit espace et tout ordonner dans la salle comme si j'étais le bibliothécaire. En réalité, cela me permettait de mieux me concentrer et mémoriser. En plus, ça réduisait considérablement le stress. Aujourd'hui c'est devenu une habitude à Sphère Guinée Consulting, j'ordonne mon bureau avant d'attaquer ma journée de travail. Que vous soyez à l'usine, au chantier ou au bureau, organiser votre espace de travail vous évitera du stress et réduira les accidents de travail.

La relaxation, puissant antistress à votre disposition

« Il n'y a pas de stress dans le monde, seulement des personnes qui créent des pensées stressantes et agissent sous leur contrôle. » **Wayne Dyer**

Le stress est synonyme de tension musculaire, d'énervement, d'anxiété, bref de bouleversement intérieur. Par relaxation on entend relâchement. C'est un moyen pour atteindre une détente du corps et de l'esprit. La relaxation va donc nous permettre de baisser la tension musculaire et de rétablir l'équilibre intérieur.

Très certainement on vous a dit une fois de vous calmer et de vous détendre. L'effet recherché, c'est un retour à l'état normal, à un équilibre corps et esprit. Il faudrait pourtant savoir le faire. La relaxation est une ancienne technique dont l'aboutissement est une détente mentale et physique. Elle permet de faire l'effet contraire de la réaction stressante. C'est un puissant antistress. Cette technique ultra rapide et facile à reproduire vous redonnera la joie de vivre.

Comment utiliser l'antistress relaxation ?

Tout le monde peut trouver l'apaisement et la relaxation s'applique partout, bureau, bus, maison, etc. Plusieurs techniques de relaxation ont été élaborées, de la technique de Jacobson à celle du training autogène de Schultz. Dans le souci de faire simple et rester dans la mission de vous aider à combattre le stress, je ne vous inonderai pas de technique que vous n'appliquerez pas. Je partagerai juste 3 techniques puissantes et faciles à reproduire partout où vous serez.

1- La relaxation musculaire par la méthode de Jacobson :

En situation de stress nos muscles sont crispés et tendus, nous exécutons mal les mouvements, nous sommes fatigués. Une petite relaxation orientée vers nos muscles permet de rétablir l'équilibre et de les revigorer. Le Dr Jacobson a mis en place une technique axée sur la contraction et le relâchement musculaire. Cette théorie se base sur la relation étroite entre la tension psychique et la tension musculaire. Si les muscles sont détendus, la tension musculaire diminue ou disparait.

La méthode de Jacobson consiste à identifier d'abord ses groupes musculaires, puis prendre conscience de la tension musculaire et enfin s'efforcer à la faire disparaître.

Pratique :

— Dans un endroit calme, s'asseoir confortablement ou se coucher ;

— Fermer les yeux si possibles, concentrer son esprit vers les muscles sollicités et commencer l'exercice par une respiration abdominale. La période de contraction dure 3 à 5 secondes et la détente dure environ 15 à 20 secondes ;

— Contracter les poings pendant 3 à 5 secondes et les relâcher graduellement pendant 15 secondes. Reprendre l'exercice jusqu'à ce que le relâchement soit complet ;

— Fermer vigoureusement les poings et replier l'avant-bras sur le bras pendant 3 à 5 secondes puis relâcher graduellement pendant 15 secondes. Reprendre l'exercice jusqu'à satisfaction complète et ressentir le relâchement musculaire ;

— Recentrer son attention sur les pieds et replier ses orteils vers le mur devant ses pieds puis relâcher en 15 secondes, ensuite replier ses orteils vers le visage et relâcher graduellement ;

— Contracter les mollets, enfoncer les talons et contracter les muscles fessiers puis relâcher graduellement en 15 secondes.

— Rapprocher les pieds et ensuite les soulever. Vous devez ressentir une tension au niveau du ventre et des cuisses. Relâcher après graduellement en 15 secondes ;

— Contracter les muscles du dos en s'appuyant sur les épaules et les fesses en fléchissant la colonne vertébrale.

— Pour les muscles du cou, tourner aussi loin que possible le cou vers la gauche pendant 3 secondes et relâcher graduellement aussi pendant 15 secondes. Faire le même exercice vers la droite ;

— Ouvrir grandement la bouche et relâcher graduellement.

— Fermer les yeux, serrer très fort et contracter les muscles du visage puis relâcher.

— Ramener les sourcils vers le haut et plisser les muscles du front puis relâcher graduellement ;

— À la fin, faire une contraction générale et simultanée de tous les muscles du corps, relâcher graduellement et respirer.

— Profiter de cette sensation de détente.

NB : Prendre une pause de 10 secondes entre chaque groupe musculaire et à chaque fois que vous relâchez un groupe musculaire, notez cette sensation de bonheur.

2- La relaxation par la respiration : la respiration est pouvoir, elle permet de détendre et d'apaiser le mental. Cette technique est détaillée dans les techniques respiratoires en l'occurrence, la respiration profonde (cf Apprenez à respirer pour vaincre le stress).

3- La relaxation par l'autohypnose : d'après son nom, elle consiste à se mettre soi-même dans un état d'hypnose. L'hypnose est un état de conscience modifié et de reconnexion avec soi-même. Enregistrez votre voix en lisant le message ci-dessous et après réécoutez et pratiquez cet exercice. C'est un excellent moyen. C'est aussi possible de le faire en entreprise.

Le texte qui suit est un message puissant qui vous amènera à vous relaxer. La simple lecture vous procurera du bien. Toutefois pour tirer parti de l'autohypnose, je vous conseille de vous enregistrer en lisant le texte à haute voix puis de réécouter. Vous pouvez avoir aussi un partenaire qui se chargera de la lecture.

Message : *Aujourd'hui, plus que jamais j'ai décidé de prendre ma vie en main. À cet instant, je vais vivre heureux avec beaucoup de bonheur, de joie, de gratitude et de plénitude. Je fais trois vœux à moi-même. Mes trois vœux sont bonheur, amour et relâchement. Maintenant que je suis là, dans cet endroit de paix, de joie, d'amour, de détente et de plénitude. Maintenant que le vent souffle et caresse tout mon corps. Ce vent m'apporte le bonheur, la paix intérieure, le calme, la détente et la plénitude. Là en ce moment, ce vent m'aide à respirer doucement et sereinement. Je ressens le vent qui pénètre dans mes poumons quand j'inspire et me procurant de l'oxygène. Je* *ressens aussi le gaz carbonique qui sort de mon corps quand j'expire. Là maintenant je suis heureux, joyeux et paisible. Mes yeux commencent à se fermer, mes paupières deviennent lourdes et de plus en plus lourdes et voilà que mes yeux se ferment doucement et paisiblement. Maintenant que mes yeux se sont fermés, je ressens une vague de relâchement m'envahir. Le bonheur m'envahit, la joie me tient dans son empire, je suis heureux. Je suis dans un paradis agréable, je ressens de la joie et du bonheur ; je suis dans le paradis de la paix. Je vois de loin une chambre avec une porte dorée, je m'approche et de plus en plus je vois mentionné chambre du bonheur, de la paix et de la relaxation. Sans m'attarder, je rentre me coucher sur le lit magique de la détente.*

Maintenant que je suis sur ce lit de la relaxation, je ressens mes muscles qui se relâchent en commençant par les muscles de mon visage. Je sens que les muscles peauciers de mon visage se relâchent, mes joues deviennent lourdes et mes lèvres aussi. Tout mon visage est détendu, il est tellement relâché que ma bouche est entre-ouverte. Ma tête entièrement détendue, tellement détendue qu'elle devient lourde et s'enfonce dans le matelas du lit.

Puis vient aux muscles de mon cou qui se relâchent et se détendent, je sens que je ne peux pas mouvoir ma tête, je vais essayer, mais je n'y arrive pas. Mon cou est totalement détendu. Je suis dans un bonheur indescriptible. La vague de relaxation descend vers mes épaules qui commencent à devenir lourdes. Je ressens qu'elles se relâchent et s'enfoncent dans le matelas du lit. Mes épaules sont totalement détendues et lourdes. Maintenant que l'onde magique de la relaxation arrive au niveau de mes bras et de mes mains pour envahir mes doigts, tous mes membres supérieurs sont relâchés. Je n'arrive plus à les bouger, tellement détendu que mes doigts s'enfoncent dans le lit. L'onde de la relaxation envahit mon dos pour détendre mes muscles para vertébraux responsables des mouvements de ma colonne vertébrale. Mes muscles du dos se détendent, je ne ressens plus aucune douleur du dos, il s'enfonce dans le lit de la paix et du bonheur. Je ressens que la détente atteint mon ventre. Mes muscles abdominaux se détendent, mon ventre est totalement relâché et tombe sur mon dos. Vient le tour de mon bassin. Mes muscles fessiers deviennent lourds et s'enfoncent dans le lit, je ne peux pas bouger mes hanches tellement qu'elles sont détendues. L'onde arrive au niveau de mes cuisses qui se détendent aussi. Je sens que mes cuisses totalement détendues et de plus en plus lourdes s'enfoncent dans le lit. L'onde de la détente descend vers mes jambes qui s'alourdissent et se détendent. Elle vient autour de mes pieds qui se détendent. Mes talons, complètement détendus, s'enfoncent dans le lit. J'arrive plus à bouger mes orteils.

Tout mon corps est détendu, je suis léger comme une plume. Tous mes soucis ont disparu, une pluie de bonheur quitte le toit de la pièce et descend sur moi pour nettoyer mes soucis et mes peines, je suis totalement libéré. Je suis entièrement relâché.

Je prends une grande respiration et j'ouvre doucement les yeux. Quel bonheur !

Plusieurs autres techniques de relaxation existent : la prière, le yoga, la méditation.

Apprenez à respirer pour vaincre le stress

La première fois que j'ai employé cette phrase « apprenez à respirer ! », c'était dans une salle de conférence devant des ingénieurs du BTP (bâtiment et travaux publics). Je me rappelle leur regard, car c'était la première fois qu'ils entendaient une telle affirmation. Vous pouvez être similaire à eux. Je vous explique : la respiration est un acte spontané, involontaire. Nous respirons sans nous rendre compte, l'air rentre et sort de nos poumons sans que nous contrôlions la durée, ni la quantité. Le jour où la respiration s'arrêtera, ce jour sera la fin. La respiration c'est la vie…

Jusque-là j'espère que nous sommes d'accord. Si la respiration est la vie donc en améliorant notre façon de respirer nous améliorons notre vie. Vous allez certainement me demander comment améliorer ce qui est involontaire ? Très simple, essayez de bloquer votre respiration… C'est possible non. Si c'est oui, c'est que vous êtes éligible au cours " améliorer votre façon de respirer ".

J'ai remarqué une chose, chaque fois que quelqu'un est en danger, en difficulté, a peur ou autre chose, nous lui demandons de respirer doucement. Savez-vous pourquoi ? Parce que la respiration est pouvoir, parce que la respiration c'est la vie.

Si vous êtes accro de la relaxation, ou de la méditation, le yoga ou autres exercices d'apaisement, vous remarquerez que tous ces exercices sollicitent la respiration pour y arriver. C'est intrigant.

Allez demander aux sportifs, ils vous diront que la respiration est une mine d'or.

Qu'est-ce que la respiration nous apporte alors ?

Nous savons tous que notre organisme a besoin d'oxygène. La respiration permet de fournir l'oxygène aux cellules et de rejeter le gaz carbonique (toxique). Le gaz carbonique est issu des réactions chimiques qui se déroulent dans les cellules lors de la fabrication de l'énergie à travers le cycle de Krebs. Ce cycle utilise de l'oxygène pour brûler le glucose et fournir l'énergie nécessaire à notre vie. La respiration va au-delà de l'échange oxygène gaz carbonique, elle permet d'apaiser le corps aussi. La respiration est la clé de l'apaisement intérieur. Nous savons ensemble que le stress accélère le rythme cardiaque et augmente la fréquence respiratoire. Respirer convenablement permet de faire l'effet contraire du stress et apaiser les tensions, mais il faut d'abord savoir comment utiliser cet outil disponible. La respiration joue aussi un grand rôle dans la circulation lymphatique qui est un facteur important dans l'immunité. En respirant convenablement, nous améliorons la circulation lymphatique et augmentons notre résistance aux maladies. Les bienfaits de la respiration sont énormes. Revenons maintenant sur la technique pour bénéficier de ces bienfaits. Les scientifiques et autres adeptes des thérapies orientales ont élaboré plusieurs façons de respirer. Je retiens une chose, toutes ces techniques tournent autour de la respiration consciente. Au départ je vous ai dit que la respiration est involontaire donc elle se passe de façon inconsciente. La technique consiste à être conscient de sa respiration…

- **La respiration abdominale :** cette puissante technique antistress est simple et faisable partout où besoin se fera (bureau, laboratoire, terrain, chantier, voiture…) Elle consiste à être conscient de sa respiration et de focaliser son attention sur les soulèvements et affaissements de l'abdomen lors de la pénétration de l'air dans les poumons (inspiration) et de la sortie de l'air des poumons (expiration). Asseyez-vous, couchez-vous ou même tenez-vous debout. Prenez une grande inspiration tout en gonflant votre ventre et une expiration puis contrôlez le rythme de votre respiration tout en le ralentissant. La fréquence respiratoire normale se situe entre 14 et 22 respirations par minutes, efforcez-vous à faire 10 respirations par minutes pour un début. À la longue, vous augmenterez vos performances. Voici un exercice : Inspirez en 2 secondes ; puis marquez une pause de 02 secondes et expirez en 02 secondes. Pendant l'exercice, restez concentré sur les mouvements de votre abdomen. Vous pouvez mettre la main sur l'abdomen pour ressentir tout le bonheur de cet exercice.

• **La respiration avec visualisation : c'**est une autre variante de la technique respiratoire associant une visualisation positive. La technique est un peu plus complexe que la première et demande une pratique pour l'assimiler. C'est une arme redoutable si vous arrivez à la pratiquer. Débutez par une grande inspiration avec le nez et rejetez l'air par la bouche, continuez à inspirer et à expirer pendant un temps puis visualisez des évènements heureux de votre vie. À l'expiration, faire couler toute cette joie sur votre corps.

Schéma : — inspiration en visualisant les évènements de joie

— pause

— puis expiration en laissant couler tout le bonheur sur vous.

Répétez cet exercice jusqu'à ce que vous soyez totalement relax et ressentiez la joie.

La respiration en boite : basée sur le principe qu'un mental occupé est un mental heureux, cette technique va vous faire oublier les évènements stressants et rééquilibrer le système nerveux végétatif. Il s'agit d'inspirer puis bloquer en apnée pleine, ensuite expirer puis bloquer en apnée vide. Il faut remplir les poumons le plus possible et aussi les vider le plus possible.

Schéma : — inspirer

— Bloquer en apnée pleine

— Expirer

— Bloquer en apnée vide.

Cet exercice améliore aussi la concentration et la créativité.

La cohérence cardiaque : est une technique respiratoire à effet bénéfique validée par la médecine et la neuroscience. Elle se base sur le fait qu'il existe deux systèmes de contrôle au niveau du cerveau : le système sympathique qui agit comme accélérateur (augmente le rythme cardiaque, la fréquence respiration, la sudation, etc.) et le système parasympathique qui est un véritable frein fait l'effet contraire du système sympathique (ralentir le cœur, ralentir la respiration). Par ces multiples connexions nerveuses, le cœur reçoit des informations venant du cerveau, mais en réalité le cœur envoie plus d'informations qu'il n'en reçoit. Ces signaux envoyés par le cœur influencent aussi le fonctionnement cérébral. Les scientifiques de *Hearthmath* ont démontré que la courbe du rythme cardiaque est désordonnée et irrégulière pendant un état de stress ou des émotions désagréables. Les signaux neuronaux du cœur vers le cerveau inhibent les fonctions cognitives et limitent notre capacité à penser, se souvenir, apprendre et raisonner. Ceci explique nos impulsions et émotions pendant les situations stressantes. La cohérence cardiaque tentera de rétablir cet équilibre en agissant directement sur le cerveau. Cette action aboutira à une diminution de la sécrétion du cortisol principale hormone du stress, une augmentation de la DHEA hormone de jouvence qui ralentit le vieillissement, une augmentation de l'ocytocine qui est l'hormone de l'amour, une augmentation des ondes alpha impliquées dans l'apprentissage, la mémorisation et la coordination. Il est aussi prouvé que pratiquer à long terme la cohérence cardiaque réduit l'hypertension artérielle et le risque de faire des maladies cardiovasculaires

Pratique : pour avoir les bienfaits de la cohérence cardiaque, il faut faire à un rythme de 03 fois par jour avec fréquence de 6 respirations par minute (soit 5 secondes d'inspiration et 5 secondes d'expiration) pendant 5 minutes. La méthode 365 élaborée par Dr O'hara permet de rendre l'exercice facile :

- 3 fois par jour
- 6 cycles par minute soit une respiration chaque 10 secondes : inspiration= 5 secondes et expiration = 5 secondes

- 5 minutes par exercice permettent de procurer un effet de 3 à 5 heures.

NB : Pour les débutants, utilisez une montre ou un chronomètre.

L'écriture émotionnelle, un antistress à votre disposition

Ce que l'on ne peut pas dire, il ne faut surtout pas le taire, mais l'écrire.
Jacques Derrida

Le cerveau n'est pas fait pour garder les émotions, écrivez-les.
Dr Diakité

Tout le monde veut se sentir heureux et se libérer des soucis, tracas de la vie et du stress quotidien. En général, ces éléments sont stockés dans nos têtes. Pour se libérer, il faut les extérioriser. Le psychologue américain, James W. Pennebaker en 1986, conçut l'écriture expressive permettant d'extérioriser les émotions à travers l'écriture. Les bienfaits de l'écriture émotionnelle sont énormes, des recherches ont montré une baisse du stress et de l'anxiété, une amélioration de l'humeur et de la mémoire. Les personnes qui écrivent les évènements tombent moins malades parce que leur système immunitaire se renforce par la production d'anticorps. Une dame ayant perdu son mari m'avait sollicité pour l'aider à passer à autre chose après le veuvage ; elle n'arrivait pas à se concentrer et à accepter sa réalité. Avec elle, nous avons utilisé l'écriture émotionnelle pour l'aider à passer ce cap. Une équipe de chercheurs néo-zélandais a prouvé en 2013 que l'écriture émotionnelle permettait de réduire considérablement la quantité de cortisol (hormone principale du stress) dans le corps.

Prendre le stylo ou le crayon pour écrire est une forme de reconnexion avec soi-même, une méditation. Pour tirer profit de cette technique, il faut respecter quelques principes. D'après Pennebacker, il faut prendre au minimum 15 minutes d'écriture, écrire sur les évènements personnels ayant entrainé des doses énormes de stress sans chercher à modifier les faits, ne pas se soucier de la grammaire et de préférence écrire sur un papier avec la main. Non seulement l'écriture émotionnelle vous permet d'apaiser la souffrance morale, elle aide aussi à voir le problème de plus clair, prendre du recul et de trouver une solution. Après la séance, vous pouvez jeter ou brûler vos écrits. Soyez donc à l'aise personne ne viendra vous lire.

Se reposer avant de se fatiguer

La première fois quand j'ai dit à des infirmières de l'hôpital national Donka de prévenir la fatigue, elles m'ont regardé bizarrement, car pour elles c'est une utopie. Je vous explique : la fatigue, qu'elle soit physique ou mentale, elle est l'un des premiers signes du stress. La fatigue est liée à un déséquilibre de la balance énergétique entre les apports nutritionnels et les dépenses énergétiques liées au travail musculaire. Pour comprendre cela, voyons ensemble comment l'énergie est produite dans nos cellules. Après que nous ayons fini de digérer les aliments (glucose et lipide), ceux-ci passent dans le foie où le glucose est obtenu par glycogenèse et/ou néoglucogenèse. Une fois dans la cellule, le cycle de Krebs transforme notre glucose en énergie. Une molécule de glucose donnera 1 à 3 doses d'énergie selon la présence d'oxygène en quantité suffisante. Cette réaction est à l'origine de l'obtention d'un déchet qu'on appelle acide lactique produit généralement en absence d'oxygène. L'acide lactique est aussi responsable de la fatigue musculaire. Donc en résumé, la fatigue peut provenir d'un manque de glucose ou encore d'un excès d'acide lactique.

Nous avons vu lors de la réaction de stress que l'organisme brûle beaucoup de glucose, épuise rapidement ses réserves et encore les cellules ont besoin d'oxygène. Le manque d'oxygène favorisera l'apparition de l'acide lactique.

Prévenir la fatigue se révèle un excellent antistress. Dale Carnegie dans son livre " Dominer le stress et les soucis " parle aussi de la technique et explique comment des grands hommes ont utilisé cette technique pour vivre longtemps et heureux à l'exemple de Winston Churchill.

La technique consiste :

1- À observer des moments de pauses régulières pendant le travail. Ne pas attendre que la fatigue soit là pour se reposer. Par exemple si vous avez 8 h de travail, vous pouvez opter pour un petit moment de pause de 5 minutes à chaque 55 minutes. Ces 5 minutes permettront à vos cellules de s'approvisionner en oxygène et se débarrasser de l'acide lactique. Votre travail sera impacté positivement parce que vous serez énergique. Savez-vous que le cœur se repose plus qu'il ne travaille ? La durée de la diastole (relâchement cardiaque) est supérieure de la durée de la systole (contraction cardiaque). Alors pourquoi pas vous ?

2- Reposez vos muscles qui ne travaillent pas. Observons une personne assise au bureau devant l'ordinateur en train de travailler. Remarquons qu'elle sollicite presque l'ensemble des muscles de son corps même ceux n'ayant rien à voir avec le travail. Les pieds, les orteils, les mâchoires, les muscles du visage sont tous contractés alors qu'ils n'interviennent pas dans le travail. Le travail musculaire est une dépense énergétique. Apprenez à ne contracter que les muscles sollicités. Vous réduirez le besoin énergétique et donc de la production d'acide lactique. Ainsi vous vous fatiguerez moins.

3- Adoptez la position la plus confortable possible. On peut travailler assis, debout et même couché. J'ai assisté ma grand-mère à faire quelques travaux domestiques et j'en ai appris une grande leçon. À chaque fois que je voulais me courber pour effectuer un travail, elle m'apportait un tabouret en disant utilise ceci et tu seras moins fatigué. À chaque fois que c'est possible, recherchez la posture la plus confortable possible, faites de l'ergonomie et ménagez vos muscles.

La restructuration : un moyen de voir le verre à moitié rempli.

Face aux évènements, nous avons bien le choix de leur donner une signification. C'est là où résident nos libertés de choix. Lors d'un voyage avec des amis, nous eûmes une panne de voiture en pleine brousse, à environ 110 km de la ville la plus proche. Nous étions là à nous blâmer et à nous demander comment arriver. Notre chauffeur décida de partir à la recherche de la pièce et il fallait attendre des longues heures avant de reprendre la route. Soudain, un ami qui n'avait pas encore bronché un mot sorti de la voiture. Il cria pour attirer l'attention vers lui, enleva sa veste et sa casquette puis dit : « Voilà une belle opportunité pour nous de respirer et de profiter de la nature. Qui est partant pour un camping ? » Avec sa phrase, il avait réussi à nous influencer, à donner un autre regard à notre malheur. Nous n'étions plus les mêmes, nous avions oublié la panne de voiture et nous étions heureux... Notre ami avait utilisé une technique qu'on appelle la restructuration. Il a donné une autre interprétation de notre malheur. C'est de cette technique que je veux que vous vous appropriiez, ainsi vous aurez la capacité de voir le bonheur dans le malheur, la joie dans la tristesse, l'opportunité dans la difficulté. Comme ça le stress n'aura plus le temps de se constituer, car vous restructurerez toutes vos situations stressantes. Une situation a plusieurs connotations : positives et négatives. Vous avez le choix.

Exemple 1 : Je suis de plus en plus occupé, je n'ai plus du temps pour moi.

Restructuration : Je suis occupé parce que j'ai trop de choses à faire, voici une opportunité de m'arrêter et de réorganiser ma vie.

Exemple 2 : J'ai eu une mise à pied de 3 jours au travail pour non-respect des règles.

Restructuration : Voici une opportunité pour moi de me recentrer sur ma vie, de donner plus de temps à ma famille et aussi de relire les règles de bonne conduite au travail.

Exemple 3 : Mon patron me fait des reproches continuels.

Restructuration : J'ai la chance, mon patron m'estime suffisamment pour me dire ce qu'il a à me dire. Il aurait pu me renvoyer sans autre forme de procès.

Pour pouvoir restructurer, il suffit juste d'ouvrir les yeux et de voir la lumière dans l'obscurité. Comme le disait Anthony Robbins dans son livre "pouvoir illimité" : « Toute chose arrive pour une raison ou une autre et doit nous servir ».

Il existe d'autres techniques de gestion du stress telles que le yoga du rire, le sport…

Votre assiette contre le stress

Laisse ta nourriture être ton remède et ton remède ta nourriture.

Hippocrate

Votre alimentation est aussi votre compagnon contre le stress. Pensez à manger sain et équilibré. Il existe plusieurs groupes alimentaires, dont les protides, les lipides, les glucides, les vitamines, l'eau et les sels minéraux. Chaque groupe alimentaire joue un rôle fondamental dans l'organisme. Sa carence entraine un dysfonctionnement de l'organisme.

Les glucides apportent de l'énergie, les lipides sont les graisses, les protides réparent les tissus, les vitamines et les sels minéraux sont des éléments incontournables dans les réactions physiologiques. Un organisme fragile est un organisme sous-alimenté et propice au stress. Pour éviter cela, il faut :

— Boire suffisamment d'eau : le corps humain est constitué d'environ 60 % d'eau. L'eau est le milieu par excellence où l'ensemble des réactions cellulaires se produit et permet aussi le transport des nutriments et des déchets. Nous perdons cette eau par la respiration, la transpiration et les urines. Ces pertes hydriques sont estimées entre 1.5 à 3 litres et doivent être compensées par l'alimentation et les boissons. Pour 24 h, nous devons boire entre 1.5 et 2 litres ;

— Consommer les glucides en début de journée : les glucides sont par excellence les fournisseurs d'énergies. Nous avons besoin d'énergie pour fonctionner le long des 24 h. Il est préférable de les consommer en début de journée afin de maximiser son énergie. Ils sont représentés par les pommes de terre, le manioc, le soja, le blé, le chocolat et le sucre ;

— Consommer les lipides en petite quantité et avant le soir : ce sont des graisses. Ils (les lipides) sont capables de produire de l'énergie aussi, mais aussi ce sont des substances de protection et de réserve. Conseils : consommer les lipides en petite quantité et pas la nuit ;

— Consommer les protéines : constitués par la viande, le poulet et les poissons, ils participent à la reconstruction de nos tissus. Nos tissus qui se détruisent sont reconstitués par les protides. Les protides appelés acides aminés constituent aussi le support de l'information, car ils véhiculent les messages sous forme d'hormones ou de neuropeptides.

— Consommer les vitamines : ce sont des substances organiques très utiles pour l'organisme qui sont apportées uniquement par l'alimentation. Leur manque entraine des carences graves pouvant conduire à la mort ou des maladies.

Nb : La meilleure astuce est de manger sain et équilibré, éviter de grignoter, manger bio autant que possible.

Le sport

« Je me sens relax après avoir fait un peu de sport », m'a dit une femme.

Ne répète-t-on pas ; un esprit sain dans un corps sain. L'influence réciproque entre le cerveau et le corps n'est plus à démontrer. Enfin, les scientifiques ont réussi à monter l'effet de l'activité physique comme une aide thérapeutique sur le plan physiologique et psychologique.

Nous avons vu que lors du stress, les muscles sont tendus, crispés avec un grand besoin d'oxygène et de glucose. L'exercice musculaire permet non seulement à nos muscles de se détendre et de se libérer, mais aussi favorise l'apport de l'oxygène et du glucose. Lorsque nous faisons une activité physique, le cœur bat vite et la respiration s'accélère. Ces deux phénomènes accentuent la desserve en oxygène et glucose à tout le corps y compris le cerveau. Plusieurs hormones à effets bénéfiques sont aussi libérées : endorphine, dopamine, adrénaline et noradrénaline. Généralement, après un exercice physique nous avons un mental au beau fixe, nous sommes très réfléchis, concentrés et mémorisons vite. Les études réalisées par O'Connor, Raglin et Martinsen indiquent une réduction de l'anxiété après seulement 20 minutes d'activités continues (course à pied, natation, bicyclette). L'activité physique augmente aussi nos performances cognitives (mémorisation, confiance en soi, sentiment d'efficacité), nous rend résilients (réduction des réactions aux stress) avec un effet psychologique positif durable. L'activité physique réduit aussi le stress professionnel en rendant les personnes moins anxieuses, moins à risque d'épuisement, moins absentes du travail et plus productives. Malgré tout, peu de personnes parviennent à faire de l'activité physique. L'excuse que les gens trouvent pour ne pas faire le sport est le manque de temps. Nous pouvons et avons tous le temps de faire une activité physique. L'exercice physique ne demande pas de prendre tout votre temps. Il en existe plusieurs formes allant du sport de chambre, à la marche rapide, au jogging, et au sport professionnel. C'est à vous de choisir l'activité qui vous convient. Pour ne pas être dans l'équipe de ceux qui utilisent toujours l'argument du manque de temps pour s'excuser, optez pour des exercices dans votre chambre : 20 minutes d'exercices physiques le matin ou le soir.

Voici le calendrier d'activités physiques que j'avais élaboré pour un monsieur qui se plaignait de ne pas avoir le temps : la marche de 10 minutes en allant au bureau. L'exercice consiste à avoir 10 minutes de marche avant d'arriver au boulot. Si vous avez un véhicule, vous pouvez le stationner à 10 minutes de marche de votre bureau comme ça vous marcherez le matin pour rejoindre le bureau et le soir aussi en rentrant. Ne vous privez pas de ce moment.

Utilisez ce tableau pour vous motiver et vous évaluer (imprimez et affichez la fiche pour pouvoir noter vos activités et vous évaluer. Continuez chaque jour pendant 21 jours et ça sera une habitude).

Jours	Exercices physiques	Durée en minute	
		Matin	Soir

CHAPITRE VIII

AGIR SUR LES FACTEURS DU STRESS AU TRAVAIL

La gestion du stress au niveau collectif commence par l'identification des facteurs de stress. Les modèles du stress nous ont permis de comprendre ses facteurs : la charge de travail, la latitude décisionnelle, le soutien des collaborateurs, les relations interpersonnelles et la reconnaissance au travail. Maintenant, nous allons aborder les mécanismes à mettre en place dans l'organisation pour venir à bout du stress.

L'engagement de la hiérarchie et de l'ensemble des collaborateurs :

Les organisations ont toutes besoin d'agir contre les facteurs de stress, mais sont bloquées par un manque d'engagement. Lors d'un diner, j'ai discuté avec des chefs d'entreprises et des managers concernant le stress dans leurs secteurs et les actions qu'ils ont mises en place. Voici les genres de phrases qu'on obtient d'eux :

— Nous avons mis en place des activités pour les salariés, mais ils ne les respectent pas.

— Nous avons misé sur la formation, mais personne ne veut en entendre parler.

— Nos salariés n'aiment pas être heureux, car ils n'appliquent aucune politique de gestion du stress.

À les écouter, on sent qu'ils mettent tout sur le dos du salarié avec un résumé de ce genre : sa situation lui convient. Si nous écoutons aussi les salariés s'exprimer entre eux, l'on entend souvent des expressions :

— Euh bien ! Mon patron ne s'intéresse qu'au travail.

— Nous n'avons pas le temps pour suivre une formation en gestion du stress.

— Aucune politique n'est mise en place pour nous aider, c'est la faute de la hiérarchie.

Des deux côtés, on voit clairement les accusations mutuelles. Cela dénote d'un déséquilibre d'engagement. Par engagement, je veux parler d'abord d'une prise de conscience et d'une remise en question de part et d'autre pour enfin abandonner certaines activités au profit d'une décision collective. C'est comme si parmi les onze joueurs d'une équipe de football, deux ne sont pas engagés et jouent contre leur camp. Pour gagner, tous doivent avoir le même objectif, celui de marquer des buts à l'équipe adverse. La direction doit prendre le devant en rendant disponibles la ressource nécessaire et le plan adéquat pour mener à bien cette activité. Elle doit se comporter comme l'entraineur de l'équipe donc être toujours présente tant que le match se joue. Les managers deviennent le capitaine de l'équipe et veillent à l'application collégiale des plans tandis que les salariés représentent les autres joueurs. Tous tournés vers un même objectif.

Privilégier les actions collectives : parmi les moyens pour lutter contre le stress, il y a les moyens individuels et les moyens collectifs. Les moyens individuels comme le nom indique s'appuient sur la seule personne qui vit le stress, indépendamment des autres et de l'environnement. Ces moyens sont déjà abordés plus haut. Tandis que les moyens collectifs incluent les actions communes et englobent l'environnement de travail. Toutes les activités individuelles peuvent être pratiquées en groupe. Pour optimiser la gestion du stress, il est impératif que tout le monde soit dans le mouvement.

Agir sur la charge de travail : les salariés se plaignent souvent d'avoir une charge de travail excessive, un temps court de récupération, une accumulation des dossiers ou des tâches, et une mauvaise planification, impactant considérablement leurs vies. Les conséquences de la surcharge au travail sont aussi sociales, car les travailleurs ramènent du travail en famille. Pour pallier à cela, il faut clairement évaluer la charge de travail. Pour certains lorsqu'on dit charge de travail, on fait juste allusion au travail musculaire comme porter un colis, transporter ou tirer des cordes. Ce 21e siècle a vu l'apparition d'une autre forme de travail plus cognitive que physique et doit être pris en charge dans l'évaluation. Après évaluation, il faut mettre en place des leviers de gain de temps et de réduction de la charge et enfin instaurer le dialogue sur la charge de travail entre la hiérarchie et les salariés afin de déléguer et prioriser les tâches. Les salariés aussi peuvent s'entraider si l'un est débordé. Le tout doit être collégial.

Augmenter la latitude décisionnelle des salariés : pour être heureux, nous avons tous besoin de prendre des décisions sur les aspects de la vie nous concernant et même en milieu de travail. Les travailleurs ont besoin de se sentir autonomes et diriger leur vie. Pour cela, ils ont besoin de prendre des décisions et ne demandent qu'à être informés, consultés lors des changements concernant leur travail. Les managers et la hiérarchie gagneraient beaucoup en demandant aux salariés leurs avis concernant une activité, en leur donnant une marge de manœuvre concernant la méthode de travail et le rythme, en les impliquant lors des grandes décisions organisationnelles. La latitude décisionnelle s'exprime aussi par la fixation des grands objectifs à atteindre et de discuter avec les salariés de la méthodologie pour atteindre les objectifs, ainsi ils pourront prendre des initiatives.

Le soutien des collaborateurs et les relations interpersonnelles : L'environnement du travailleur est un prolongement de la famille. Et comme en famille, le milieu de travail doit être collégial, convivial. L'entraide doit y régner, l'accompagnement social et psychologique est fondamental. Le soutien social est multiforme et peut être matériel, financier, informatif, affectif et émotionnel. Les bonnes relations entre les travailleurs favorisent le soutien et l'épanouissement de l'équipe. Aujourd'hui les managers ont un grand rôle à jouer dans ce sens. Le soutien est aussi la présence lors des moments difficiles, lors des erreurs et encore l'écoute active. Pour favoriser le soutien, il faut éviter le harcèlement, les sentiments de compétitivité, les commentaires déplacés, les incivilités, l'isolement. Nous pouvons tous exprimer du soutien à un collaborateur.

La reconnaissance au travail : Lors d'un focus groupe sur le bien-être au travail, un monsieur affirma : « Tout ce qui me rend stressé et déprimé, c'est le manque d'attention et de reconnaissance de la part de mon patron. En effet, mon patron ne fait que sauter entre des avions et c'est moi qui fais tourner la boite et jusque-là notre chiffre d'affaires ne fait qu'augmenter. Je suis bien payé et j'ai beaucoup d'avantages, mais je ne suis pas épanoui. Cela me fait très mal ». Combien de travailleurs sont dans cette situation ? À mon avis plusieurs. Le monde du travail n'est pas un centre d'esclavagisme et pour l'éviter le salarié doit se sentir heureux et considéré sinon il s'assimilera à un travailleur inutile. Les managers pourraient accroitre la productivité et le bien-être en cultivant l'habitude de reconnaitre le travail effectué par leurs subordonnés. Par exemple, lorsqu'un travailleur réalise un exploit, il faut le féliciter. Lorsqu'un travailleur échoue sur un projet, il faut reconnaitre ses efforts et l'encourager. Lors d'un projet, j'ai travaillé avec un ami pendant plus de deux mois sans relâche, mais malheureusement l'objectif n'a pas été atteint. Nous étions là tristes nous demandant comment l'annoncer à notre chef. Nous prîmes notre courage et partîmes le voir dans son bureau. Dès qu'il vit la tristesse sur notre visage, il sourit et dit : « Pas besoin d'être triste, car pour moi vous avez réussi à fournir l'effort nécessaire, l'essentiel était cela ». Automatiquement, nous passâmes de la tristesse à la joie. Voyez-vous comment une seule phrase : « vous avez réussi à fournir l'effort nécessaire » a changé positivement notre situation ? Quelques jours plus tard, il nous convoqua pour nous confier un autre projet similaire, car pour lui nous avons l'expérience et c'est ainsi que cette fois-ci nous le réussîmes. Imaginez la catastrophe émotionnelle s'il nous avait blâmés. Cependant témoigner de la reconnaissance est une activité qui demande des efforts disciplinaires. Pour y arriver, fixez-vous des objectifs journaliers. Dites-vous par exemple pour cette journée, je vais reconnaitre l'effort de deux collaborateurs puis notez vos succès et fixez-vous d'autres défis jusqu'à ce que cela soit une habitude.

Dernier virage : autres ingrédients antistress pour une bonne santé mentale

La sophrologie : méthode créée par le Neuropsychiatre Alfonso Caycedo, est une technique utilisant l'hypnose, la relaxation, le yoga, la méditation, etc. dont l'objectif est d'harmoniser le mental et le physique. Même si scientifiquement aucune étude n'a permis de montrer son efficacité au-delà de l'effet placebo, elle est beaucoup utilisée dans la gestion du stress. Les techniques sophrologiques agissent à la fois sur le corps et l'esprit. Certaines de ses composantes sont décrites plus haut.

Le yoga : quand on dit Yoga, on dit bien-être physique et mental. C'est l'une des démonstrations de la liaison entre le corps et l'esprit. Le yoga utilise des exercices musculaires et respiratoires pour atteindre un état mental zen, c'est un art de vivre. Non seulement les postures permettent de soigner la douleur musculaire et détendre les muscles, mais aussi de diminuer le stress par la focalisation de l'esprit sur l'exercice.

La balle antistress : comme son nom l'indique, il s'agit d'une petite balle de quelques centimètres malléable par pression. La balle antistress est destinée à être pressée pour réduire la tension musculaire et évacuer le stress. C'est un excellent compagnon antistress.

Le yoga du rire : inventée par l'indien Madan Kataria, cette technique consiste à tirer les bienfaits du rire. Lorsqu'une personne rit, elle libère les endorphines (hormones du bonheur) et ces endorphines permettent de réduire la douleur, l'anxiété, le stress et de relaxer le corps. Le Yoga du rire permet de déclencher un rire chez les gens de façon continue et parfois sans avoir recours à l'humour.

Petit exercice de méditation matinale : la méditation est un exercice mental qui consiste à centrer son attention sur une chose. De son origine latine, *meditare,* qui signifie contempler, elle permet de focaliser son esprit. Il existe plusieurs types de méditation (pleine conscience, transcendantale, zazen, vipassana, etc.). Je partage avec vous une technique simple à faire le matin pour débuter sa journée. La méditation permettra de réduire le stress, la douleur, l'anxiété, d'augmenter la concentration et aussi de prévenir les maladies du cœur.

La pratique peut se faire debout, assis et même couché. Je vous conseille la position assise, car elle vous procure une posture d'observateur. Les pieds repliés, yeux fermés, pensez à une image mentale ou concentrez-vous sur l'air qui pénètre et sort des poumons. Maintenez cette pensée durant tout l'exercice. La durée de l'exercice dépend de votre maitrise. Il arrive parfois que d'autres pensées viennent vous interrompre. Ne cherchez pas à les chasser, laissez-les disparaître d'elles-mêmes. La méditation est une pratique qui demande de l'apprentissage. Plus vous la pratiquez, plus vous arriverez à contrôler vos pensées. Attention ! Méditer ne veut pas dire ne penser à rien.

Enfin libéré : la recette magique qui a traitée Aïcha

Non je ne vous laisserai pas à cette étape, sans vous partager cette pilule qui a guéri Aïcha, ma cliente stressée.

Aïcha et moi au tout début de la relation nous avons posé les bases de l'accompagnement par cette introduction.

Moi : Expliquez-moi votre problème ?

Elle : je travaille dans une entreprise, j'ai des soucis, j'ai mal à la tête la nuit, je ne vois plus mes enfants...

Moi : voyons, vous avez des soucis vous dites ?

Aicha : oui, je travaille trop et je n'ai pas du temps pour moi, ni mon enfant et ma famille, je me sens mal partout et j'ai même plus envie de travailler.

Moi : D'accord, voyons ça de plus près

Nous avons récapitulé ensemble pour toucher du doigt le vrai problème

(voici les outils que vous pouvez utilisé pour éclaircir un problème (qui, quoi, quand, où, comment, combien pourquoi))

moi : si je vous comprends bien, vous n'êtes pas à l'aise, vous ne savez pas quoi faire, vous n'avez pas le temps pour vous, ni vos enfants, votre travail ne vous procure pas de joie, vous ne dormez pas. C'est ça ? Et vous pensez aussi que la source de tout cela est le travail. C'est cela ?

Aicha : Oui ! c'est effectivement cela.

Moi : D'accord, et que voulez-vous à la place de tout cela ?

Aicha : Une vie tranquille, où j'ai le temps pour mes enfants et j'arrive à concilier le travail et la vie sociale. Je veux travailler et savourer la vie. Je veux revoir la vie que j'avais à mes 17 ans.

Nous avons évalué le niveau de stress d'Aicha à travers les outils (Cf Evaluation du stress).

Ensuite nous avons identifié les causes du stress d'Aicha

Pour Aicha : Nous avons remarqué que la charge de travail l'affectait principalement, le manque de reconnaissance de son directeur et elle avait un bureau isolé. Secondairement, elle perdait assez de temps dans les embouteillages.

Actions réalisées :

1- Écriture émotionnelle et enregistrement des états de stress

2- Stratégie de reconnaissance au travail : le cercle d'influence

3- Stratégie pour dire non

4- Cohérence cardiaque au moins 3 fois/semaine

5- Organisation du travail

Ces actions nous ont permis d'atteindre des résultats exceptionnels

NB : je n'ai pas modifié le nom d'Aicha, car elle était d'accord sur le fait que son histoire mérite d'être contée.

Après la lecture de ce livre, si vous avez encore des difficultés à gérer votre stress ou si vous avez du mal à faire les exercices antistress, je vous offre mon soutien complémentaire : idiaks@gmail.com

Notes et références

1- Vraie, Benoît. *Stress aigu en situation de crise. Comment maintenir ses capacités de décision et d'action.* De Boeck Supérieur, 2018

2- Stora, Jean-Benjamin. « Introduction », Jean-Benjamin Stora éd., *Le stress.* Presses universitaires de France, 2008, pp. 3-12.

3- H., L. The Stress of Life. Hans Selye, M.D. New York, McGraw-Hill Book Company, Inc. 1956. 5.95 $. The Journal of Bone & Joint Surgery: April 1957 - Volume 39 - Issue 2 - p 479

4- IDEES RECUES SUR LE BURN OUT, le Cavalier Bleu, 2017

5- Elaine N. Marieb ; Katja Hoehn, ANATOMIE ET PHYSIOLOGIE HUMAINES 11e édition, ERPI, 2019

6- Guillod L, Habersaat S, Suter M, Jeanneret T, et al. Processus psychologiques de gestion du stress et régulation neuroendocrinienne chez les adolescents délinquants en institution fermée : une étude pilote. L'Encéphale 2018 ; 44:111–7.

7- Agence européenne pour la sécurité et la santé au travail ; Calculating the cost of work-related stress and psychosocial risks ; 2014

8- Sauvezon C, Ferrieux D, Priolo D. Le stress au travail : du paradigme des risques psychosociaux à celui de la qualité de vie au travail. Psychologie Du Travail et Des Organisations 2019 ; 25:86–99.

9- Schmid F, Huyghebaert T, Bertrand A, Cartier M, et al. Le burn-out est-il une entité nosographique distincte ? Psychologie Française 2021 ; 66:241–57.

10- Carrasco GA, Kar LDV de. Neuroendocrine pharmacology of stress. European Journal of Pharmacology 2003;463:235–72.

11- Glavin, G. B., Murison, R., Overmier, J. B., Pare, W. P., Bakke, H. K., Henke, R. G., & Hernandez, D. E. (1991). *The neurobiology of stress ulcers. Brain Research Reviews, 16(3), 301–343.*

12- Jacque C, Thurin J-M. Stress, immunité et physiologie du système nerveux. Med Sci (Paris) 2002 ; 18:1160–6.

13- Maxime Blanchette, Les stresseurs et les impacts biopsychosociaux du stress au travail chez les techniciens ambulanciers paramédics du Québec. Université du Québec à Chicoutimi Maxime Blanchette, 2018

14- Nielsen MG, Ørnbøl E, Vestergaard M, Bech P, Larsen FB, Lasgaard M, et al. The construct validity of the Perceived Stress Scale. Journal of Psychosomatic Research 2016;84:22–30.

15- P.Haag, R. Shankland, E. Osin, et al ; stress perçu et santé physique des doctorants dans les universités françaises ; Pratiques psychologiques 24 (2018) 1-20

16- Khalili, Robabe, Masoud et al ; Validity and reliability of the cohen 10-item Perceveid Stress Scale in patients with chronic headache : Persian Version ; Asian journal of Psychiatry

17- Kenneth J. Smith, David J. Emerson, An assessment of the psychometric properties of the Perceived Stress Scale-10 (PSS10) with a U.S public accounting sample, Advances in Accounting, incorporating Avances in International Accounting (2014)

18- Emile Dupret, Christine Bocéréan, La mesure du stress en milieu professionnel avec l'echelle de stress percu (Perceived stress Scale) : pertinence des versions en dix et quatre items, PTO-vol19 n°4

19- Magroun I, Ghannouchi H, Fehri S, Chatti M, Ben Salah F, Nouaigui H. Évaluation des contraintes psycho-organisationnelles selon le modèle de Karasek chez des salariés de 14 entreprises du secteur privé tunisien. Archives des Maladies Professionnelles et de l'Environnement 2016 ; 77:747–55.

20- Wim van Wassenhove. Modèle de Karasek. sous la direction de Philippe Zawieja et Franck Guarnieri. Dictionnaire des risques psychosociaux, Le Seuil, pp.170-174, 2014, 978-2-02-110922-1.

21- Mazé C, Verlhiac J-F. Stress et stratégies de coping d'étudiants en première année universitaire : rôles distinctifs de facteurs transactionnels et dispositionnels. Psychologie Française 2013 ; 58:89–105.

22- Guillet, Laurent. « Chapitre 4. L'évaluation des évènement s de vie majeurs », *Le stress.* sous la direction de Guillet Laurent. De Boeck Supérieur, 2012, pp. 91-105.

23- Mark Zimmerman, Methodological issues in the assessment of life events : A review of issues and research, Clinical Psychology Review, Vol 3, 339-370, 1983

24- C. Cungi, Bon stress, mauvais stress et performance, la variabilité de la fréquence cardiaque ; psychologie positive et bienêtre au travail, 2012.

25- P.T Moueleu Ngalagou, Syndrome de Burnout chez le personnel soignant paramédical au cameroun : impact des activités physiques et sportives et des loisirs ; Archives des maladies professionnelles et de l'environnement, 2017 ; 1-9

26- Épuisement professionnel ou burn-out, quand l'investissement professionnel devient trop lourd à porter, www.inrs.fr

27- Rodica Gabriela Enache ; Burnout Syndrome and Work Accidents, Social and Behavioral Sciences 78 (2013) 170-174

28- Maria do Socorro da Silva Valente ; Yuang-Pang Wang, Paulo Rossi Menezes ; Structural validity of the Maslach Burnout Inventory and influence of depressive symptoms in banking Workplace : unfastening the occupational conundrum ; psyychiatrie Research 267 (2018) 168-174

29- Marilou BRUCHON-SCHWEITZER, le coping et les stratégies d'ajustement face au stress ; Recherche en soins infirmiers ; Université Victor Segalen Bordeaux 2, N° 67 — décembre 2001

30- Alice Titia Rizzi, Claire Viardot ; écrire pour dire ses émotions, Groupe d'écriture thérapeutique pour adolescents ; Revue de l'enfance et de l'adolescence 2015/1 no 91 157-162

31- Corentin Boulay, Nadine Demgeot, Joëlle Lighezzolo-Alnot ; Dispositifs thérapeutique par l'écriture à l'adolescence : une revue systématique de la littérature ; L'évolution psychiatrique, 20 019

32- Représentation du modèle bi-directionnel Exigences-Latitude de décision de Karasek et Theorell (1990). D'après le rapport de l'Inserm, « Facteurs psychosociaux au travail :
modèles et concepts en épidémiologie ».

33- Untas A, Koleck M, Rascle N, Bruchon-Schweitzer M. Du modèle transactionnel à une approche dyadique en psychologie de la santé. Psychologie Française 2012 ; 57:97–110.

34- Marchand A, Blanc M-E, Durand P. Genre, âge, catégorie professionnelle, secteur économique et santé mentale en milieu de travail : les résultats de l'étude SALVEO. Can J Public Health 2015 ; 106:e223–9.

35- Brun, J. – P. (2008) Les sept pièces manquantes du management. Montréal : transcontinental

36- Chapelle, Frédéric. « 16. Modèle de Karasek », éd., Risques psychosociaux et Qualité de Vie au Travail. en 36 notions. Dunod, 2018, pp. 107-112.

37- Association Internationale de sécurité : 1 € dépensé en prévention rapporte 2,20 € ; http://laqvt.fr

38- COOPER C.L., WILLIAMS S., 1994, « The Costs of Healthy Work Organizations », *in* Cooper C.L. et Williams S., *Creating Healthy Work Organizations,* Chichester (England), Wiley, p. 15.

39- Maëlezig BIGI ; Reconnaissance et Organisation du travail ; Perspectives françaises et européennes, thése de doctorat, Ecole Doctorale Abbé Grégoire, 2016.

40- Pr Jacques Van Rillaer ; Aperçu théorique des techniques de relaxation et techniques apparentées ; Université Catholique de Louvain-la-Neuve

41- La relaxation de Jacobson, une méthode simple pour réduire votre stress, 2017, www.nospensees.fr

42- Ziad Kansoun, Guillaume Fond ; Burnout in french physicians : a systematic review and meta-analysis ; Journal of Affective Disorders March 2019 ; 132-147 (246)

43- Schlindwein P, Buffet L, Le Formal F, Durand O. Techno-stress chez les commerciaux en Pays de La Loire. Archives des Maladies Professionnelles et de l'Environnement 2016 ; 77:423–4.

44- Pensez à vous en premier : Association Canadienne de protection Médicale Santé des médecins : www.cmpa-acpm.ca, consulté le 13/10/2020

45- Physiologie Humaine et physiopathologie, les fondements de la médecine ; livre, Elsevier Masson/2019

46- David Alain : S'organiser pour réussir, la méthode GTD ou l'art d'efficacité sans le stress, 2015.

47- Dan Sprinceana, Stéphane Ilitch : Comment mieux organiser sa vie, programme d'équilibre professionnel et personnel, 2017

48- Baste, N. (2016). 16. La relaxation progressive de E. Jacobson. Dans :, N. Baste, Méthodes de relaxation : En 37 notions (pp. 137-147). Paris : Dunod.

49- Dr Dany-Michel Marcadet : stress et cohérence cardiaque ; Les Ateliers du Thermalisme et de la Nutrition, Le 23 septembre 2017.

50- Michaël Vauthier, O'hare David, Alessio Guarino, Marie-Laure Bardy. Cohérence cardiaque et bienêtre en milieu scolaire. Congrès International d'Actualité de la Recherche en Éducation et en Formation (AREF), Jul 2019, Bordeaux, France.

51- Inserm (dir.). Stress au travail et santé : Situation chez les indépendants. Synthèse et recommandations. Paris : Les éditions Inserm, 2011, XVI-77 p. — (Expertise collective). — http://hdl.handle.net/10608/218

52- Moisan, Marie-Pierre ; Le Moal, Michel ; Le stress dans tous ses états, Med Sci (Paris), 2012, Vol. 28, N° 6-7 ; p. 612-617 ; DOI : 10.1051/medsci/2012286014

53- Inserm (dir.). Stress au travail et santé : Situation chez les indépendants. Synthèse et recommandations. Paris : Les éditions Inserm, 2011, XVI-77 p.

54- Dupuy Maury, Françoise. Juan Iovanna : « J'ai pris conscience d'une très grande différence entre les patients et dans leur réponse aux traitements ». Science & Santé (Paris), 2017, N° 36, p. 22

55- Moisan, Marie-Pierre ; Le Moal, Michel ; Le stress dans tous ses états, Med Sci (Paris), 2012, Vol. 28, N° 6-7 ; p. 612-617 ;

Webographie

1- www.ilo.org : Violence et stress dans le secteur des services

2- www.stresshumain.ca : Biologie du stress — Centre d'Étude sur le Stress Humain

3- www.editions-tissot.fr : actualité sante sécurité en finir avec les idées reçues sur le stress au travail

4- www.inrs.fr Risques psychosociaux

5- www.inrs.fr Echelle de stress perçu, risque psychosociaux : outils d'évaluation du stress

6- www.mindgarden.com Maslach Burnout Inventory (MBI)-Assessement

7- www.institutducerveau-icm.org Institut du cerveau ; Comprendre le cerveau, son développement son fonctionnement sa plasticité et ses pathologies

8- www.institutducerveau-icm.org : Une nouvelle piste dans le traitement du stress social chronique

9- www.universalis.fr : Les hormones

10- www.who.int : Alimentation saine

11- www.canada.ca : Aliments et nutrition

12- www.Cancer.ca : Le système endocrinien et ses hormones

13- www.apprivoisersonstress.ca : Mieux comprendre le stress

14- www.manager-go.com : Gestion du temps, principes, outils et méthodes

15- www.sciencedirect.com : Perceived stress scale

16- www.osha.europa.eu/fr : Risques psychosociaux et stress au travail

17- www.jobillico.com : Les métiers les plus stressants en 2021

Structures éditoriales du groupe L'Harmattan

L'Harmattan Italie
Via degli Artisti, 15
10124 Torino
harmattan.italia@gmail.com

L'Harmattan Hongrie
Kossuth l. u. 14-16.
1053 Budapest
harmattan@harmattan.hu

L'Harmattan Sénégal
10 VDN SICAP AMITIE 3
BP 45034 Dakar-Fann
direction@senharmattan.com

L'Harmattan Cameroun
Tsinga/Derrière polyclinique FECAFOOT
BP 11486 Yaoundé
Jacques.koukam@harmattan.fr

L'Harmattan Burkina Faso
Villa 281, secteur 23 623, rue 14.32
Ouagadougou
zagbie@outlook.fr

L'Harmattan Guinée
Almamya, rue KA 028 OKB Agency
BP 3470 Conakry
harmattanguinee@yahoo.fr

L'Harmattan RDC
185, avenue Nyangwe
Commune de Lingwala – Kinshasa
matangilamusadila@yahoo.fr

L'Harmattan Congo
219, avenue Nelson Mandela
BP 2874 Brazzaville
deunovmikhael@gmail.com

L'Harmattan Mali
Immeuble Mgr Jean Marie Cissé
Aci Hamadallaye
BP 145 Bamako
syllaka@yahoo.fr

L'Harmattan Togo
Djidjole – Maison Amela
face EPP BATOME
02 BP 20680 Lomé
didieramela11@gmail.com

L'Harmattan Côte d'Ivoire
Résidence Karl – Cité des Arts
Abidjan-Cocody
03 BP 1588 Abidjan
harmattan.ivoire@gmail.com

L'Harmattan Bénin
Rue 604, (Immeuble à l'entrée
de la rue UCAO- Cite de Saint-Jean)
Cotonou
stepcorpus@gmail.com

Nos librairies en France

Librairie internationale
16, rue des Écoles
75005 Paris
librairie.internationale@harmattan.fr
01 40 46 79 11
www.librairieharmattan.com

Librairie des savoirs
21, rue des Écoles
75005 Paris
librairie.sh@harmattan.fr
01 46 34 13 71
www.librairieharmattansh.com

www.ingramcontent.com/pod-product-compliance
Lightning Source LLC
LaVergne TN
LVHW051403061026
849535LV00009B/3337
* 9 7 8 2 3 3 6 4 8 0 1 8 3 *